药物分析实验教程

主　编　徐乃玉

副主编　汪维鹏　谢洪平　张经硕

合肥工业大学出版社

图书在版编目(CIP)数据

药物分析实验教程/徐乃玉主编．—合肥：合肥工业大学出版社，2009.8(2021.2重印)
ISBN 978-7-5650-0047-8

Ⅰ．药…　Ⅱ．徐…　Ⅲ．药物分析—实验—高等学校—教材　Ⅳ．R917-33

中国版本图书馆CIP数据核字(2009)第150435号

药物分析实验教程

徐乃玉　主编　　　　责任编辑　章　建　郭　艳

出　版	合肥工业大学出版社	版　次	2009年8月第1版
地　址	合肥市屯溪路193号	印　次	2021年2月第2次印刷
邮　编	230009	开　本	787毫米×1092毫米　1/16
电　话	总　编　室：0551-62903038	印　张	10.5
	市场营销部：0551-62903198	字　数	255千字
网　址	www.hfutpress.com.cn	印　刷	安徽昶颉包装印务有限责任公司
E-mail	hfutpress@163.com	发　行	全国新华书店

ISBN 978-7-5650-0047-8　　　　定价：32.00元

前　言

《药物分析实验教程》是药物分析课程的配套教材之一，针对高等教育药物分析实验教学要求编写而成。本书以全国规划教材为基础，由三部分内容组成：一、药物分析常用的专业术语与规定和分析方法验证内容；二、药物分析实验：包括化学药物分析、体内药物分析、中药化学成分及其制剂分析、生物药物分析；三、附录：包括溶液的配制、药物分析中常用物理常数测定方法和常用分析方法。本书参照中国药典标准的最新要求编写而成，每部分实验项下均收录多种实验方法，适合药学类不同专业本科及专科学生药物分析实验教学使用，也可作为本专业从业人员的工具书。

药物分析是药学专业教学计划中设置的一门主要专业课程，随着医学、药学、生物学及相邻学科的发展，药物分析的内容也有了很大的发展和拓宽。药物分析作为一门实践性很强的学科，实验是本课程的重要组成部分，通过药物分析实验，要求达到以下目的：明确全面控制药品质量的概念，获得完整的药品质量控制的方法；掌握药物分析中所用定性、定量分析方法及操作技能；掌握药物分析中所用仪器的使用、保养方法；熟练掌握药物中杂质检查基本程序、操作要点及限量计算；掌握药品质量标准中收载的典型药物及其制剂的鉴别、检查、含量测定方法，操作要领，结果及计算，检验报告的书写；掌握医院制剂快速分析的方法特点及基本操作；熟悉各类中药制剂分析方法、特点及基本操作；了解体内药物分析、生物药物分析和中药化学成分及其制剂分析的特点。本教材编入多种类型的分析方法，内容主要依据2005年中国药典及部分国外药典所收载的内容，着重培养学生基本理论的应用及实际操作能力，内容安排做到与理论教材相配套，与实际应用相结合。

本书的编写工作由徐乃玉、汪维鹏、谢洪平、张经硕共同完成，其中徐乃玉编写了约11万字，包括：第一部分，第二部分第一章（实验一～实验六、实验十一～实验二十一），第二部分第二章，第三部分附录Ⅲ；汪维鹏编写了约10万字，包括：第二部分第三章（实验一～实验五、实验七～实验十五），第二部分第四章，第三部分附录Ⅱ；谢洪平编写：第二部分第一章（实验七～实验十）；张经硕编写：第二部分第三章（实验六），第三部分附录Ⅰ。全书最后由徐乃玉统稿。

在教材的编写过程中，我们得到了校内外许多专家学者的帮助与指导，同时我们还参考借鉴了一些同类教材的编写优点，这些对我们提高编写质量是大有帮助的，在此一并表示由衷的谢意。

由于编者水平和能力有限，书中错误和疏漏之处，恳请读者批评指正。

苏州大学药学院药物分析教研室

2009年7月

目　录

第一部分　绪论

第二部分　药物分析实验

第三部分　附　录

第一部分　绪　论

第一章　实验目的和要求

一、药物分析的“三基”

要完成药物分析课程的学习，必须掌握药物分析的“三基”，即“基本理论、基本知识和基本操作”。

1. 基本理论

所谓基本理论就是要掌握药品质量控制过程中的分析方法所依据的有关理论，化学反应的原理及基本规律，化学变化中的当量关系，药物的化学结构、理化性质与分析方法选择之间的关系等。

2. 基本知识

为了掌握制订药品质量标准的依据，必须认真地学习各类药物的法定分析方法，掌握各类药物的通性，典型药物的特性，一般鉴别实验、一般杂质检查、制剂分析的特点与基本分析方法，限量、定量计算方法，临床药物分析方法等。这些知识具有应用上的广泛性，掌握了这些基本知识之后，就有“举一反三”、“触类旁通”之效。

3. 基本操作

熟练掌握各类仪器的洗涤、合理选用和正确使用；掌握药物的定性分析技巧，药物的杂质检查方法，容量分析中称量、滴定、定量转移、稀释等技术，掌握比色法、比浊法、旋光法、折光法、电位法、光谱法等分析技术的操作原理和测定方法；掌握常见的有机破坏方法。这些基本操作的熟练程度关系到分析结果的精确性，关系到对被检测药品“合格”与否的结论，同时也关系到对存在问题的判断和解释。

以上三者是相辅相成的，应用课堂理论知识指导实验，例如对反应原理、各步操作目的与注意问题及定量计算等做到心中有数，有目的、有准备地去进行实验，可少走弯路，避免差错。同时根据所学理论知识分析评判实验结果，探究实验成败的原因或对分析方法提出改进措施等，通过实验课的实践，加深理解课堂教学的内容，补充课堂教学未涉及的内容，充分重视实验技能的训练，打好基础，加强理论与实际的联系，课前作好预习，课后及时总结，必要时需对相关课程的有关内容进行复习，并前后联系，融会贯通，找出规律和异同点，不断总结，不断提高。

二、药物分析实验课的要求

药物分析实验课是培养学生掌握基本操作技能的重要教学环节。通过有限的教学时数，经过精心安排的实验内容的训练，使学生了解药品质量控制的全貌和建立分析方法的一般思路。过硬的基本操作技能是进行药品质量控制与药品质量研究的基本条件，也是保证药品质量真正符合法定标准的必要条件。掌握基本技能的关键在于“三严”，即严肃的态度、严密的方法和严格的要求。因此，要求学生珍惜实验训练机会，在实验过程中勤动手、勤思考。为提高实验课教学效率，必须做到如下几点：

1. 课前做好预习。明确该次实验的目的要求，弄懂原理及操作要点，考虑实验中必须注意的事项、实验的顺序、所需的仪器及必要的准备。

2. 要准备一个实验记录本，在对药物进行分析时，应将全部数据准确及时地记录在记录本上，尊重实验的原始记录是必要的科学作风，决不允许记在小纸条上和实验讲义上甚至手掌上。

3. 在实验中要养成整洁、细致、踏实、准确而有系统的优良习惯，切实严格遵守操作规程，注意基本操作与实验现象的观察分析。

4. 随时都要有量的概念。任何一项含量测定均要同时做两份，两次的测定结果相符，容量分析间差不大于 0.4%（$\text{间差}=\dfrac{\text{含量高的值}-\text{含量低的值}}{\text{平均值}}\times 100\%$）。决不允许伪造或估计一个数据，两次实验结果不能做依据时，应重新测定一次。

5. 实验课不得随便旷课相互调课，实验期间不得擅自离开教室，有事需经指导老师同意后方可离开。实验报告必须按规定时间交给老师批改。

6. 为防止试剂、药品污染，取用时应仔细观察标签和取用工具上的标志，杜绝错盖瓶盖或不随手加盖的现象发生。当不慎发生试剂污染时，应及时报告任课教师。公用试剂、药品应在指定位置取用。此外，取出的试剂、药品不能再倒回原瓶。

7. 清洁液一般只限于洗涤滴定管、吸量管、容量瓶等。使用时，应先用水冲洗仪器，沥至无滴水后，用清洁液浸洗；其他玻璃仪器一般用肥皂或去污粉刷洗。注意节约纯化水，清洗玻璃仪器应遵守少量多次的原则。

8. 爱护公物，移物归位，节约水电、药品和试剂，公用药品试剂或仪器用后应及时归位。可回收利用的废溶剂应回收至指定的容器中，不可任意弃去。腐蚀性残液应倒入废液缸中，切勿倒进水槽。破损仪器要及时登记。

9. 实验期间确保安全，经常注意防火、防爆。

10. 实验完毕应认真清理实验台，仪器洗净后放回原处，擦净台面，晾好抹布、毛刷，放齐凳子，锁好柜子，经教师同意后，方可离开。值日生还应负责整理公用试剂台、打扫地面卫生、清除垃圾及废液缸中污物，并检查水、电、门窗等安全事宜。

11. 实验完毕，认真总结实验结果，按指定格式填写实验报告，并根据检验结果作出明确的结论，按规定时间交出。

第二章　药物分析中的专业术语与规定

1. 药典收载的原料药及制剂，均应按规定的方法作比较实验，根据实验的结果掌握使用，但仲裁仍是以药典规定的方法为准。

2. 标准中规定的各种纯度和限度数值以及制剂的重量差异，包括上限和下限两个数值本身及中间数值。规定这些数值不论是百分数还是绝对数字，其最后一位数字都是有效数字。

实验结果在运算过程中，可比规定的有效数字多保留一位数，而后根据有效数字的修约规则进舍至规定的有效位。计算所得的最后数值或测定读数值均可按修约规则进舍至规定的有效位，取此数值与标准中规定的限度值比较，以判断是否符合规定的限度。

3. 标准品、对照品系指用于鉴别、检查、含量测定的标准物质。标准品与对照品（不包括色谱用的内标物质）均由国务院药品监督管理部门指定的单位制备、标定和供应。标准品系指用于生物检定、抗生素或生化药品中含量或效价测定的标准物质，按效价单位（或 μg）计，以规定标准品进行标定；对照品除有另外规定外，均按干燥品（或无水物）进行计算后使用。

4. 实验时的温度，未注明者，系指在室温下进行；温度高低对实验结果有显著影响者，除另有规定外，应以 25℃±2℃为准。

5. 实验用水，除另有规定外，均系纯化水。酸碱度检查所用的水，均系指新沸并放冷至室温的水。

6. 酸碱性实验时，如未指明何种指示剂，均系石蕊试纸。

7. 乙醇未指明浓度时，均系 95%(mL/mL)的乙醇。

8. 计算分子量以及换算因子等使用的原子量均按最新国际原子量表推荐的原子量。

9. 药典采用的计量单位：

(1)药典使用的滴定液和试液的浓度，以 mol/L（摩尔/升）表示者，其浓度要求精密标定的滴定液用“XXX 滴定液（YYYmol/L）”表示；作其他用途不需精密标定其浓度时，用“YYYmol/L XXX 溶液”表示，以示区别。此处 XXX 代表溶液名称，YYY 代表摩尔浓度，例如，盐酸滴定液(0.1mol/L)表示 1mol/L 盐酸溶液。

(2)温度以摄氏度(℃)表示，如表 1-1。

表 1-1　温度术语

术语	温度
水浴	除另有规定外，均指 98℃～100℃
热水	70℃～80℃
微温或温水	40℃～50℃
室温	10℃～30℃
冷水	2℃～10℃
冰浴	约 0℃
放冷	放冷至室温

(3)百分比用"%"符号表示，系指重量的比例；但溶液的百分比，系指溶液 100mL 中所含溶质若干克；乙醇的百分比，系指在 20℃时容量的比例。此外，根据需要可采用下列符号：

%(g/g)	表示溶液 100g 中含有溶质若干克
%(mL/mL)	表示溶液 100mL 中含有溶质若干毫升
%(mL/g)	表示溶液 100g 中含有溶质若干毫升
%(g/mL)	表示溶液 100mL 中含有溶质若干克

(4)液体的滴，系指在 20℃时，以 1.0mL 水为 20 滴进行换算。

(5)溶液后标记的"(1→10)"等符号，系指固体溶质 1.0g 或液体溶质 1.0mL 加溶剂使成 10mL 的溶液；未指明用何种溶剂时，系指水溶液；两种或两种以上液体混合物，名称间用半字线"-"隔开，其后括号内所示的"："符号，系指各液体混合时的体积(重量)比。

10. 药品"性状"项下记载药品的外观、臭、味、溶解度以及物理常数等。

(1)外观性状是对药品色泽和外表感观的规定。遇有对药品的晶形、粒度或溶液的颜色需做严格控制时，应在检查项下另做具体规定。

(2)溶解度是药品的一种物理性质。正文品种下选用的部分溶剂及其在该溶剂中的溶解性能，可供精制或制备溶液时参考。药品的溶解度表示方法如表 1-2。

表 1-2　溶解度的表示方法

溶解度的表示方法	使 1g 或 1mL 溶质溶解的溶剂体积(mL)
极易溶解	<1mL
易溶	1～<10mL
溶解	10～<30mL
略溶	30～<100mL
微溶	100～<1000mL
极微溶解	1000～<10000mL
几乎不溶或不溶	10000mL 中不能完全溶解

实验方法:称取研成细粉的供试品或量取液体供试品,置于25℃±2℃一定容量的溶剂中,每隔5分钟强力振摇30s;观察30min内的溶解情况,如看不见溶质颗粒或液滴时,即视为完全溶解。

(3)物理常数包括密度、馏程、熔点、比旋度、折光率、黏度、吸收系数、碘值、皂化值和酸值等;测定结果不仅对药品有鉴别意义,也是反映药品的纯度和评价药品质量的主要指标之一。

11. 药典鉴别项下规定的实验方法,仅适用于鉴别药品的真伪;对于原料药,还应结合性状项下的外观和物理常数进行确认。

12. 药典鉴别项下包括有效性、均一性、纯度要求与安全性四个方面;对于规定中的各种杂质检查项目,系指该药品在按既定生产工艺进行生产和正常贮藏过程中可能含有或产生并需要控制的杂质;改变生产工艺时需另考虑增修订有关项目。

(1)原料药和制剂生产过程中,如使用有害的有机溶剂,应按药典的有机溶剂残留测定法检查,并应符合规定。

(2)恒重,除另有规定外,系指供试品连续两次干燥或灼烧后的重量差异在0.3mg以下的重量;干燥至恒重的第二次及以后各次称量均应在规定条件下继续干燥1h后进行;灼烧至恒重的第二次称重应在继续灼烧30min后进行。

13. 含量测定。

(1)药典规定原料药的含量(%),除另有注明者外,均按重量计。如规定上限为100%以上时,系指用本药典规定的分析方法时可能达到的数值,它为药典规定的限度或允许的误差,并非真实的含量;如未规定上限时,系指不超过101.0%。

(2)制剂的含量限度范围,系根据主药的含量多少、测定方法、生产过程和贮存期间可能产生的偏差或变化而制定的,生产中应按标示量的100%投料。如已知某一成分在生产或贮存期间含量会降低,生产时可适当增加投料量,以保证在有效期(或使用期限)内含量符合规定。

(3)试验中供试品与试药等"称重"或"量取"的量,均以阿拉伯数字表示,其精确度可根据数值的有效数字来确定,如称取"0.1g",系指称取量可为0.06～0.14g;称取"2g",系指称取重量可为1.5～2.5g;称取"2.0g",系指称取重量可为1.95～2.05g;称取"2.00g"系指称取重量可为1.995～2.005g。

"精密称定"系指称取重量应准确到所取重量的千分之一;"称定"系指称取重量应准确至所取重量的百分之一;"精密量取"系指量取体积的准确度应符合国家标准中对该体积移液管的精密度要求;"量取"系指可用量筒或按照量取体积的有效数字选用量具。取用量为"约"若干时,系指取用量不得超过规定量的±10%。

(4)试验中规定"按干燥品(或无水物,或无溶剂)计算"时,除另有规定外,应取未经干燥(或未去水,或未去溶剂)的供试品进行实验,并将计算中取用量按检查项下测得的干燥失重(或水分,或溶剂)扣除。

(5)实验中的“空白实验”,系指在不加供试品或以等量溶剂替代供试液的情况下,按同法操作所得的结果;含量测定中的“并将滴定的结果用空白实验校正”,系指按供试品所耗滴定液的体积(mL)与空白实验中所耗滴定液体积(mL)进行计算。

14. 制剂的规格,系指每一支、片或其他每一个单位制剂中含有主药的重量(或效价)或含量(%)或装量;注射液项下,如为“1mL：10mg”系指 1mL 中含有主药 10mg。

15. 贮藏项下的规定,系对药品贮存与保管的基本要求,以下列名词表示:

遮光:系指用不透光的容器包装,例如棕色容器或黑纸包裹的无色透明、半透明的容器;

密闭:系指将容器密闭,以防止尘土及异物进入;

密封:系指将容器密封以防止风化、吸潮、挥发或异物进入;

熔封、严封:系指将容器熔封或用适宜材料严封,以防止空气与水分的侵入并防止污染;

阴凉处:系指不超过 20℃;

凉暗处:系指避光并不超过 20℃;

冷处:系指 2℃～10℃;

常温:系指 10℃～30℃。

第三章　药物质量标准分析方法验证

药品质量的标准分析方法验证是根据其使用的对象和检验目的都有相应的效能指标。对分析方法评价的目的不仅是要验证采用的方法是否适合于相应的检验要求，同时也是建立新的分析方法的实验研究依据。《中国药典》规定需验证的分析项目有：鉴别实验，杂质定量或限度检查，原料药或制剂中其他成分（如降解产物、防腐剂等）的测定以及药品溶出度、释放度等测试方法。

分析方法的效能评价指标包括：准确度，精密度（包括重复性、中间精密度和重现性）、专属性、检测性、定量限、线性、范围和耐用性。根据不同分析项目拟订验证的内容。

一、准确度

准确度系指用该方法测定的结果与真实值或参考值接近的程度，一般以回收率（%）来表示。准确度应在规定的范围内建立。

1. 含量测定方法的准确度。原料药可用已知纯度的对照品和样品进行测定，或用本法所得结果与已建立准确度的另一种方法测定的结果进行比较。

制剂可用含已知量被测物的各组分混合物进行测定。如不能得到制剂的全部组分，可向制剂中加入已知量的被测物进行测定，或向另一个已建立准确度的方法比较结果。

2. 杂质定量测定的准确度。可向原料药或制剂中加入已知量杂质进行测定。如果不能得到杂质或降解产物，可用本法测定的结果与另一成熟的方法进行比较，如药典标准方法或经过验证的方法。如不能测得杂质或降解产物的相对响应因子，则可用原料药的响应因子。应明确单个杂质和杂质总量相当于主成分的重量比（%），或是面积比（%）。

3. 测定数据要求。在规定的范围内，制备高、中、低 3 个不同浓度的样品，各测试 3 次，用 9 次测定的结果进行评价。应报告已知加入量的回收率（%），或测定结果平均值与真实值之差及其可信限，回收率的相对标准偏差（RSD）一般应在 2%以内。

二、精密度

精密度系指在规定的测试条件下，同一个均匀样品，经多次取样测定所得结果之间的接近程度。精密度一般用偏差、标准偏差或相对标准偏差表示。

在相同条件下，由一个分析人员测定所得结果的准确度称为重复性；在同一个实验室，不同时间，不同分析人员用不同测定设备测定结果的精密度，称为中间精密度；在不同实验室由不同分析人员测定结果的精密度，称为重现性。

1. 重复性。在规定范围内，制备三个不同浓度的样品，各测定 3 次，用 9 次测定结果进行评价，或把被测物浓度视为 100%，用至少 6 次的结果进行评价。

2. 中间精密度。为考察随机变动因素对精密度的影响，应进行中间精密度实验。变动因子为不同日期、不同分析人员、不同设备。

3. 重现性。当分析方法被法定标准采用时，应进行重现性实验。如建立药典分析方法时通过协同检验得出重现性结果。

4. 分析数据的要求。均应报告标准偏差、相对标准偏差和可信限。

三、专属性

专属性系指在可能存在其他成分（如杂质、降解产物、辅料等）的情况下，采用的方法能准确测定出被测反应物的特征。鉴别反应、杂质检查、含量测定方法，均应考察其专属性。

1. 鉴别反应。应能与可能共存的物质或结构相似化合物区分。不含被测定成分的样品，以及结构相似或组分中的有关化合物，均应呈负反应。

2. 含量测定和杂质测定。色谱法和其他分离方法，应附代表性图谱，以说明专属性。图中应标明诸成分的位置，色谱法中的分离度应符合要求。

在杂质可获得的情况下，对于药物含量的测定，试样中可加入杂质或辅料，考察测定结果是否受干扰，并与未加杂质和辅料的试样比较测定结果。对于药物杂质的测定，也可向试样中加入一定量的杂质，考察杂质能否得到分离。

在杂质或降解产物不能获得的情况下，可将含有杂质或降解产物的试样进行测定，与另一个验证了的或药典方法比较结果。用强光照射，高温，高湿，酸、碱水解或氧化的方法进行加速破坏，以研究降解产物。含量测定方法应对比两法的结果，杂质测定应对比检出的杂质个数，必要时可采用光电二极管阵列检测和质谱检测，进行纯度检查。

四、检测限

检测限系指试样中被测物能被检测出的最低量。常用的方法如下：

1. 非仪器分析目视法。用已知浓度的被测物，测定出能被可靠检测出的最低浓度或量。

2. 信噪比法。用于能显示基线噪音的分析方法，即把已知低浓度试样测出的信号与空白样品测出的信号进行比较，算出能被可靠检测出的最低浓度或量。一般以信噪比 3∶1 或 2∶1 时相应浓度或注入仪器的量确定检测限。

3. 测定数据要求。应附加测试图谱，说明测试过程和检测限结果。

五、定量限

定量限系指样品中被测物能被定量测定的最低量，其测定结果应具有一定的准确度和精密度。杂质和降解产物用定量测定方法研究时，应确定定量限。

常用信噪比法确定定量限。一般以信噪比 10∶1 时相应的浓度或注入仪器的量进行确定。

六、线性

线性系指在设计的范围内，测试结果与试样中被测定物浓度直接呈正比关系的程度。

应在规定的范围内测定线性关系。可用一贮备液经精密稀释，或分别精密称样，制备一系列供试样品的方法进行测定，至少制备 5 份供试样品。以测得的响应信号作为被测定物浓度的函数作图，观察是否呈线性，再用最小二乘法进行线性回归。

测定数据要求：应列出回归方程、相关系数和线性图。

七、范围

范围系指能达到一定精密度、准确度和线性，测试方法适用的高低限浓度或量的区间。

范围应根据分析方法的具体应用和线性、准确度、精密度结果和要求确定。原料药和制剂含量测定，范围应为测试浓度的 80%～120%；制剂含量均匀度检查，范围应为测试浓度的 70%～130%，根据剂型特点，如气雾剂、喷雾剂，范围可适当放宽；溶出度或释放度中的溶出量测定，范围应为限度的±20%。如规定范围，则应为下限的－20%至上限的＋20%；杂质测定，研究时，范围应根据初步实测，拟订出规定限度的±20%。如果含量测定与杂质检查同时测定，用百分归一化法，则线性范围应为杂质规定的－20%至含量限度(或上限)的＋20%。

表 1-3　检验项目和验证内容

项目内容	鉴别	杂质测定		含量测定及溶出量测定
		定量	限度	
准确度	－	＋	－	＋
精密度	－	－	－	＋
重复性	－	＋	－	＋
中间精密度	－	＋(1)	－	＋(3)
专属性(2)	＋	＋	＋	＋
检测限	－	－(3)	＋	－
定量限	－	＋	－	－
线性	－	＋	－	＋
范围	－	＋	－	＋
耐用性	＋	＋	＋	＋

＋：必须验证的试验；－：不需验证的试验

(1)已有重现性验证，不需验证中间精密度；

(2)如一种方法不够专属，可用其他分析方法予以补充；

(3)视具体情况予以验证。

八、耐用性

耐用性系指在测定条件有小的变动时，测定结果不受影响的承受程度，为常规检验提供依据。开始研究分析方法时，就应考虑其耐用性。典型的变动因素有：被测定溶液的稳定性，样品提取次数、时间等。液相色谱法中典型的变动因素有：流动相的组成和 pH 值，不同厂牌或不同批号的同类色谱柱、柱温、流速等。气相色谱法变动因素有：不同厂牌或批号的色谱柱、固定相，不同类型的担体，柱温，进样口和检测器温度等。经试验，应说明小的变动能否通过设计的系统适用性试验，以确保方法有效。如果测定条件要求苛刻，则应在方法中写明。

第二部分　药物分析实验

第一章　药物的检查和含量测定

实验一　葡萄糖中的一般杂质检查

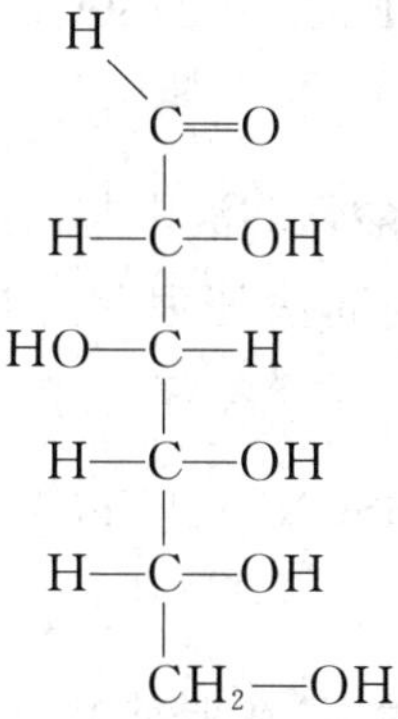

[$C_6H_{12}O_6$,180.16]

葡萄糖

Glucose

[化学名称] D-(+)-吡喃葡萄糖-水合物；

[理化性质] 白色结晶或颗粒状粉末；味甜；易溶于水，微溶于醇和丙酮，不溶于醚；mp：153℃～156℃；$[\alpha]_D^{20}$：+52.5°～+53.0°(水)。

【实验目的】

1. 掌握葡萄糖中一般杂质检查的原理与实验方法；
2. 掌握杂质限量的概念及限量计算方法；
3. 熟悉一般杂质检查项目与意义。

【实验原理】

1. 酸碱度检查

酸碱度检查是指用药典规定的方法对药物中的酸度、碱度及酸碱度等酸碱性杂质进行检查。检查时应以新沸并放冷至室温的水为溶剂。不溶于水的药物，可用中性乙醇等有机溶剂溶解。常用的方法有酸碱滴定法，指示剂法以及 pH 值测定法。

2. 氯化物检查

氯化物检查是指药物中微量氯化物在硝酸溶液中与硝酸银试液作用，生成氯化银白色浑浊液，与一定量的标准氯化钠溶液在相同条件下生成的氯化银浑浊相比较，以判断供试品中氯化物的限量。

$$Cl^- + AgNO_3 \rightarrow AgCl\downarrow + NO_3^-$$

3. 硫酸盐检查

硫酸盐检查是指药物中微量硫酸盐与氯化钡试液在酸性溶液中作用生成的白色浑浊液，与一定量的标准硫酸钾溶液与氯化钡试液在相同的条件下生成的浑浊比较，以判断供试品中硫酸盐的限量。

$$SO_4^{2-} + BaCl_2 \rightarrow BaSO_4\downarrow + 2Cl^-$$

4. 铁盐检查

铁盐检查是指药物中三价铁盐在酸性溶液中与硫氰酸盐试液生成红色可溶性的硫氰酸铁配离子，与一定量的标准铁溶液，用同法处理后进行比色，以判断供试品中三价铁盐的限量。

$$Fe^{3+} + 6SCN^- \rightarrow [Fe(SCN)_6]^{3-}$$

5. 重金属检查

重金属检查是指重金属(以铅为代表)在弱酸性(pH＝3～3.5)溶液中与硫代乙酰胺或硫化钠作用，生成黄色到棕黑色的硫化物混悬液，与一定量的标准铅溶液经同法处理后的颜色比较，以控制药品中重金属含量。

$$CH_3CSNH_2 + H_2O \rightarrow CH_3CONH_2 + H_2S$$

$$Pb^{2+} + H_2S \rightarrow PbS\downarrow + 2H^+$$

6. 砷盐检查(古蔡氏法)

砷盐检查是利用金属锌与酸作用产生新生态的氢，与药物中微量砷盐作用生成具挥发性的砷化氢，遇溴化汞试纸，产生黄色至棕色的砷斑，与定量标准砷溶液所生成的砷斑比较，以判断药物中砷盐的限量。

$$AsO_3^{3-} + 3Zn + 9H^+ \rightarrow AsH_3\downarrow + 3Zn^{2+} + 3H_2O$$

$$AsH_3 + 2HgBr_2 \rightarrow 2HBr + AsH(HgBr)_2 \qquad \text{(黄色)}$$

$$AsH_3 + 3HgBr_2 \rightarrow 3HBr + As(HgBr)_3 \qquad \text{(棕色)}$$

五价砷在酸性溶液中也能被金属锌还原为砷化氢，但生成砷化氢的速度较三价砷慢，故在反应液中加入碘化钾及酸性氯化亚锡将五价砷还原为三价砷，碘化钾被氧化生成碘，碘又可被氯化亚锡还原为碘离子。

$$AsO_4^{3+} + 2I^- + 2H^+ \rightarrow AsO_3^{3-} + I_2 + H_2O$$

$$AsO_4^{3-} + Sn^{2+} + 2H^+ \rightarrow AsO_3^{3-} + Sn^{4+} + H_2O$$

$$I_2 + Sn^{2+} \rightarrow 2I^- + Sn^{4+}$$

溶液中的碘离子，又可与反应中产生的锌离子生成稳定的配离子，有利于生成砷化氢的反应不断进行。

$$4I^- + Zn^{2+} \rightarrow [ZnI_4]^{2-}$$

7. 炽灼残渣检查

有机药物经炽灼炭化，再加硫酸湿润，低温加热至硫酸蒸气除尽后，于高温（700℃～800℃）炽灼至完全灰化，使有机物破坏分解变为挥发性物质逸出，残留的非挥发性无机杂质（多为金属的氧化物或无机盐类）称为炽灼残渣，或称为硫酸盐灰分。

【仪器与试药】

50mL 纳氏比色管；100mL 检砷瓶；药物天平；刻度吸管；葡萄糖。

【实验方法】

1. 酸度

取葡萄糖 2.0g，加新沸过的冷水 20mL 溶解后，加酚酞指示液 3 滴与氢氧化钠滴定液（0.02mol/L）0.2mL，应显粉红色。

2. 氯化物

取葡萄糖 0.60g，加水溶解使成 25mL（溶解如显碱性，可滴加硝酸使成中性），再加稀硝酸 10mL；溶液如不澄清，应滤过；置 50mL 纳氏比色管中，加水使成约 40mL，摇匀，即得供试溶液。另取标准氯化钠溶液（10μg Cl /mL）6.0mL，置 50mL 纳氏比色管中，加稀硝酸 10mL，加水使成 40mL，摇匀，即得对照溶液。于供试溶液与对照溶液中，分别加入硝酸银试液 1.0mL，用水稀释使成 50mL，摇匀，在暗处放置 5min，同置黑色背景上，从比色管上方向下观察，比较，供试溶液不得比对照液更浓（0.01%）。

3. 硫酸盐

取葡萄糖 2.0g，加水溶解使成约 40mL（溶液如显碱性，可滴加盐酸使成中性）；溶液如不澄清，应滤过；置 50mL 纳氏比色管中，加稀盐酸 2mL、摇匀，即得供试溶液。另取标准硫酸钾溶液（100μg SO_4^{2-}/mL）2.0mL，置 50mL 纳氏比色管中，加水使成约 40mL，加稀盐酸 2mL，摇匀，即得对照溶液，于供试溶液与对照溶液中，分别加入 25%的氯化钡溶液 5mL，用水稀释成 50mL，充分摇匀，放置 10min，同置黑色背景上，从比色管上方向下观察，比较，供试溶液不得比对照溶液更浓（0.01%）。

4. 铁盐

取葡萄糖 2.0g,加水 20mL 溶解后,加硝酸 3 滴,缓缓煮沸 5min,放冷,加水稀释使成 45mL,加硫氰酸铵溶液(30→100)3mL,摇匀,如显色,与标准铁溶液 2.0mL 用同一方法制成的对照液比较,不得更深(0.001%)。

5. 重金属

取 25mL 纳氏比色管两支,甲管中加标准铅溶液(10μg Pb/mL)2mL,加醋酸盐缓冲液(pH=3.5)2mL,加水稀释成 25mL。取本品 4.0g 置于乙管中,加水 23mL 溶解,加醋酸盐缓冲液(pH=3.5)2mL,若供试液带颜色,可在甲管中滴加少量的稀焦糖溶液或其他无干扰的有色溶液,使之与乙管一致;再在甲乙两管中分别加硫代乙酰胺试液各 2mL,摇匀,放置 2min,同置白纸上,自上向下透视,乙管中显示的颜色与甲管比较,不得更深(含重金属不得过百万分之五)。

6. 砷盐

取葡萄糖 2.0g,加水 5mL 溶解后,加稀硫酸 5mL 与溴化钾试液 0.5mL,置水浴上加热约 20min,使保持稍过量的溴存在。必要时,再补加溴化钾试液适量,并随时补充蒸散的水分,放冷,加盐酸 5mL 与水适量使成 28mL,加碘化钾试液 5mL 与酸性氯化亚锡试液 5 滴。在室温放置 10min 后,加锌粒 2g,迅速将瓶塞塞紧(瓶塞上已置有醋酸铅棉花及溴化汞试纸的检砷管),置于 25℃～40℃的检砷瓶中,作为供试液。另精密称取标准砷溶液 2mL,照供试品制备项下方法,自"加水 5mL 溶解"后起,至"置检砷量瓶中",同法处理,作为标准液。

标准砷斑制备:精密量取标准砷溶液(1μg/mL)2mL,置另一检砷瓶中,加盐酸 5mL 与水 21mL,照上述方法自"加碘化钾试液 5mL……"起依法操作,即得标准砷斑。

取供试液和标准液分别进行以下操作:加碘化钾试液 5mL 与酸性氯化亚锡试液 5 滴,在室温放置 10min 后,加锌粒 2g,立即将装妥醋酸铅棉花的导气管密塞于检砷瓶上,并将检砷瓶置 25℃～40℃水浴中,反应 45min,取出溴化汞试纸,比较。供试液生成的砷斑与标准砷斑比较,不得更深(0.0001%)。

7. 炽灼残渣

取葡萄糖 1.0g,置已炽灼至恒重的坩埚中,精密称定,缓缓炽灼至完全灰化,放冷至室温,加硫酸 0.5～1mL 使湿润,低温加热至硫酸蒸气除尽后,在 700℃～800℃炽灼使完全灰化,移置干燥器内,放冷至室温,精密称定后,再在 700℃～800℃炽灼至恒重,即得。

所得炽灼残渣不得超过 0.1%。

8. 溶液的澄清度与颜色

取葡萄糖 5g,加热水溶解后,放冷,用水稀释至 10mL 溶液应澄清无色;如显浑浊,与 1 号浊度标准液(Ch.P 附录Ⅸ B)比较,不得更浓;如显色,与对照液(取比色用氯化钴液 3mL,比色用重铬酸钾液 3mL 与比色用硫酸铜溶液 6mL,加水稀释成 50mL)1.0mL 加水稀释至 10mL 比较,不得更深。

9. 乙醇溶液的澄清度

取葡萄糖 1.0g,加 90%乙醇 30mL,置水浴上加热回流约 10min,溶液应澄清。

10. 亚硫酸盐与可溶性淀粉

取葡萄糖 1.0g,加水 10mL 溶解后,加碘试液 1 滴,应即显黄色。

11. 干燥失重

取葡萄糖,在 105℃干燥至恒重,减失重量不得超过 9.5%(Ch. P 附录Ⅷ L)。

12. 炽灼残渣

不得超过 0.1%(Ch. P 附录Ⅷ N)。

13. 蛋白质

取葡萄糖 1.0g,加水 10mL 溶解后,加磺基水杨酸溶液(1→5)3mL,不得发生沉淀。

【注意事项】

1. 比色管的正确使用

比色或比浊操作,均应在纳氏比色管中进行。选择比色管时,应注意样品管与标准管的体积相等,玻璃色质一致,管上刻度均匀,高低一致,如有差别,不得超过 2mm;用清洁液荡洗除去污物,在用水冲洗干净;采用旋摇的方法使管内液体混合均匀。

2. 正确选用量具

根据检查试验一般允许误差为±10%的要求和药品。试剂的选用量,选择合适的容量仪器。

3. 平行操作

标准与样品必须同时进行实验,加入试剂量均应一致;比色、比浊前应使比色管内试剂充分混匀;观察时,两管受光照的程度应一致,使光线从正面照入,比色时置白色背景上,比浊时置黑色背景上,自上而下的观察。

4. 砷盐检查时,取用的样品管与标准管应力求一致,管的长短,内径一定要相同,以免生成的色斑大小不同,影响比色。锌粒加入后,应立即将检砷管盖上,塞紧,以免 AsH_3 气体逸出。

5. 炽灼残渣时,恒重的操作条件,如所用的干燥器、坩埚钳、坩埚置于干燥器内放置时间等,必须一致。

6. 限量计算

$$杂质限量\% = \frac{V_{标准} \times C_{标准}}{W_{样}} \times 100\%$$

式中:$C_{标准}$ 为标准液浓度,$W_{样}$ 为样品的取用量。

【思考题】

1. 一般杂质检查的主要项目有哪些?
2. 比色、比浊操作应遵循的原则是什么?
3. 简述古蔡氏法检砷所加各个试剂的作用与操作注意点。
4. 炽灼残渣的成败关键是什么?恒重的概念和意义是什么?

实验二　药物的特殊杂质检查

【实验目的】

1. 熟悉某些药物中的特殊杂质；
2. 掌握特殊杂质检查的几种主要方法及操作。

【实验原理及步骤】

1. 麻醉乙醚中过氧化物的检查

(1)方法原理

麻醉乙醚在空气、日光及湿气的作用下，易氧化分解为有毒的过氧化物，过氧化物与碘化钾淀粉溶液反应，可产生蓝色物质。反应式可表示如下：

$$C_2H_5OOC_2H_5 + 2KI + H_2O \rightarrow C_2H_5OC_2H_5 + 2KOH + I_2$$

$$I_2 + \text{淀粉} \rightarrow \text{蓝色物质}$$

(2)操作步骤

取本品 5mL，置总容量不超过 15mL 的具塞比色管中，加新制的碘化钾淀粉溶液(取碘化钾 10g，加水溶解成 95mL，再加淀粉指示液 5mL，混合)8mL，密塞，强力振摇 1min，在暗处放置 30min，两液层均不得染色。

2. 阿司匹林肠溶片中游离水杨酸的检查

(1)方法原理

乙酰水杨酸属芳酸酯类药物，在生产和贮存过程中均会产生水杨酸。水杨酸对人体有毒，应对其进行限度检查。其检查原理是利用水杨酸具有酚羟基，可与高铁盐溶液作用形成紫蓝色，而乙酰水杨酸因无酚羟基，不发生此反应。

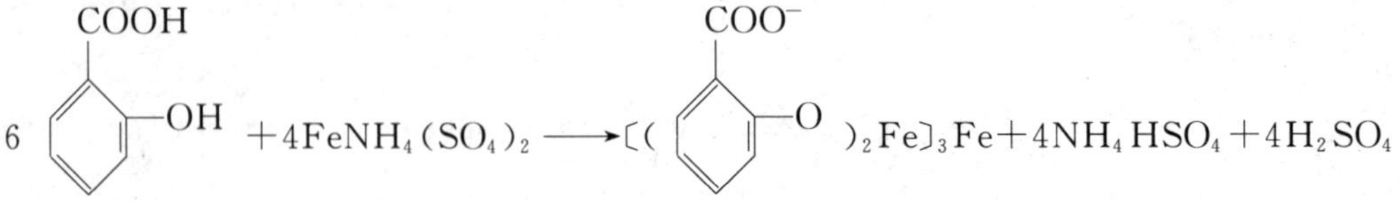

(2)操作步骤

取本品 5 片，研细，用乙醇 30mL 分次研磨，并移入 100mL 量瓶中，充分振摇，用水稀释至刻度，摇匀，立即滤过，精密量取续滤液 2mL，置 50mL 纳氏比色管中，用水稀释至 50mL，立即加新制的稀硫酸铁铵溶液(取 1mL/L 盐酸溶液 1mL，加硫酸铁铵指示液 2mL 后，再加水适量使成 100mL)3mL，摇匀，30s 内如显色，与对照液(精密量取 0.01%水杨酸溶液 4.5mL，加乙醇 3mL、0.05%酒石酸溶液 1mL，用水稀释至 50mL，再加上述新制的稀硫酸铁铵溶液 3mL，摇匀)比较，不得更深(1.5%)。

3. 肾上腺素中酮体的检查

(1)方法原理

肾上腺素是由肾上腺酮经氢化还原制成。若氢化不完全,可能引进酮体杂质,所以药典规定应检查酮体。其检查原理是利用酮体杂质在 310nm 波长处有最大吸收,而肾上腺素药物本身在此波长处几乎没有吸收。根据杂质的吸光度,可控制肾上腺素中酮体的限量。

(2)测定方法

取本品,加盐酸溶液(9→2000)制成每 1mL 中含 2.0mg 的溶液,按照紫外-可见分光光度法(Ch. P 附录ⅣA),在 310nm 的波长处测定,吸光度不得过 0.05。

【注意事项】

1. 进行水杨酸检查时,应在中性或弱酸性溶液(pH=4～6)中进行。若在强酸性溶液中,生成的紫蓝色配合物会分解褪色。

2. 测定吸光度时,应注意吸收峰波长位置的准确性,除另有规定外,吸收峰波长应在该品种项下规定的波长±1nm 以内。

【思考题】

1. 特殊杂质检查的常用方法有哪些?
2. 利用紫外-可见分光光度法检查杂质有何优点?
3. 薄层色谱法检查杂质常用的方法有哪几种?其结果如何判断?

实验三　气相色谱法测定药物中有机溶剂残留量

【实验目的】

1. 掌握内标法、外标法计算杂质含量;
2. 熟悉气相色谱-氢火焰离子化检测器法(GC - FID)测定原料药中残留有机溶剂的方法;
3. 熟悉气相色谱仪的工作原理和操作方法;
4. 了解顶空气相色谱仪的作用原理。

【实验方法】

1. 地塞米松磷酸钠中甲醇和丙酮的检查

(1)色谱条件色谱柱

3%OV－17 玻璃柱，柱长 2m，内径 3mm。检测器：FID。柱温：50℃，气化室温度：150℃，检测器温度：200℃，载气 N_2，流速：30mL/min，空气 0.5kg/cm^2，H_2 0.7kg/cm^2，灵敏度 100，进样：2μL。

(2)溶液制备与测定精密量

取甲醇 10μL(相当于 7.9mg)与丙酮 100μL(相当于 79mg)，置 100mL 量瓶中，精密加 0.1%(mL/mL)正丙醇(内标物质)溶液 20mL，加水稀释至刻度，摇匀，作为对照溶液。

(3)甲醇与丙酮

取本品约 0.16g，精密称定，置 10mL 量瓶中，精密加 0.1%(mL/mL)正丙醇(内标物质)溶液 2mL，加水溶解并稀释至刻度，摇匀，作为供试品溶液，取上述供试品溶液与对照品溶液，按照气相色谱法残留溶剂测定法(CH. P 附录Ⅷ P)，采用高分子多孔小球色谱柱(按正丙酮计算的理论板数大于 700)，在柱温 150℃测定，应符合规定：丙酮不得过 5.0%(g/g)，并不得出现甲醇峰。

(4)计算

按下式计算定量校正因子(f)和检品中丙酮的含量(g/g)

$$定量校正因子(f)=\frac{A_{丙醇}}{A_{丙酮}}\times\frac{G_{丙酮}}{G_{丙醇}}$$

$$样品中丙酮的百分含量(g/g)=\frac{\frac{供试品中丙酮峰面积}{供试品正丙醇峰面积}\times f\times G_{丙醇}}{样品取样量/10}\times 100\%$$

式中：A 为峰面积，G 为含量(g/mL)。

2. 顶空气相色谱法测定有机溶剂甲醇、乙腈、二氯甲烷、三氯甲烷

(1)色谱条件色谱柱

HP－5 毛细管柱(5% phenyl methyl siloxane，30m×0.25mm)。柱温 45℃，气化室温 180℃，检测室温 200℃(FID)。氢气 40mL/min，空气 450mL/min，氮气 1mL/min，分流比 3∶1。样品液 90℃，加热 10min，(自动)顶空进样。

(2)溶液制备

① 取醇 100μL，乙腈 30μL，二氯甲烷 10μL，三氯甲烷 10μL，分别加无有机物的水至 100mL，作为定位溶液。

② 另取上述同样量有机溶剂，混合，加无有机物的水至 100.0mL，作为有机残留溶剂的限度试验对照溶液。取 1mL 对照溶液，加水至 100.0mL，测定有机溶剂的检测限。

③ 取某药物约 0.3g，精密称定，加 3.0mL 无有机物的水使溶解[如果样品在水中不溶，可用适当浓度的二甲基甲酰胺(DMF)水溶液溶解样品]，作为供试品溶液。

(3)分离度与系统适用性试验

取定位溶液在上述色谱条件下测定，记录色谱图和保留时间。取对照溶液重复进样，计

算各成分峰的分离度、柱效及色谱峰面积的相对标准差。另取对照溶液的稀释液进样，计算药物中各有机溶剂的检测限。参照下表格式记录色谱参数：

有机溶剂	保留时间 (min)	峰面积(重复进样)			RSD (%)	柱效 (n)	分离度 (R)	检测限
		1	2	3				
甲醇								
乙腈								
二氯甲烷								
三氯甲烷								

(4)样品测定取供试品溶液，在上述色谱条件下进样，记录色谱图，外标法计算含量。

【仪器与试药】

气相色谱仪；弱极性或中等极性气相色谱柱；1～5μL 微量注射器；甲醇，乙腈，二氯甲烷，三氯甲烷，丙酮，正丙醇，地塞米松磷酸钠原料药。

【注意事项】

1. 气相色谱仪的工作原理，填充柱、毛细管柱的性能(固定相极性，最高使用温度，色谱柱长、内径大小，固定液涂渍百分含量等)介绍。气化室、柱温、检测室温度设定和载气、氢气、空气流速控制的一般要求。

2. 色谱柱的使用温度各种固定相均有最高使用温度的限制，为延长色谱柱的使用寿命，在分离度达到要求的情况下尽可能选择低的柱温。开机时，要先通载气，再升高气化室、检测室温度和分析柱温度，为使检测室温度始终高于分析柱温度，可先加热检测室，待检测室温度升至近设定温度时再升高分析柱温度；关机前须先降温，待柱温降至50℃以下时，才可停止通载气、关机。

3. 待基线稳定，进样分析。进样操作为获得较好的精密度和色谱峰形状，进样时速度要快而果断，并且每次进样速度、留针时间应保持一致。

4. 检测器的使用为避免被测物冷凝在检测器上而污染检测器，检测器的温度必须高于柱温30℃，并不得低于100℃。FID点火时应关小空气流量和开大 H_2 流量，待点燃后，慢慢调整到工作比例，一般空气与 H_2 的流量比为10∶1，载气(N_2)与 H_2 的流量比为1∶1～1∶1.5。用峰高定量时，需保持载气流速恒定。

5. 地塞米松磷酸钠在该色谱条件下不出峰，若样品无法获得，可准备一个含一定量(根据限量要求)丙酮的水溶液作为样品液，供学生实验用。

实验四　醋酸可的松中其他甾体的检查

【实验目的】

1. 了解醋酸可的松中的特殊杂质来源及其检查意义；

2. 掌握薄层色谱法检查特殊杂质的操作方法。

【实验原理】

甾体激素类药物多是由甾体化合物经结构改造而来，因而可能带来未反应完的原料、中间体、异构体、降解产物、试剂和溶剂等杂质。甾体化合物通常要作“其他甾体”的检查，“其他甾体”是药物中存在的具有甾体结构的其他物质。如合成用的原料、中间体、副产物及降解产物等。由于其他甾体和药物的结构相似，一般采用色谱方法检查，如薄层色谱法、高效液相色谱法等。如醋酸可的松中其他甾体的检查可采用薄层色谱方法。

在醋酸可的松的化学结构中，由于 C_{17} 位的 α-醇酮基（$-CO-CH_3OH$）具有还原性，在强碱性溶液中能将四氮唑定量地还原为有色甲臜，生成的颜色随所用的试剂和条件而不同，多为红色或蓝色。

【实验步骤】

1. 薄层板的制备

取 4g 薄层用硅胶 G，按 1∶3（W∶V）比例加 0.5%的羧甲基纤维素钠的上清液，研磨均匀，铺于两块 5×20cm 规格的玻璃板上，于室温下，置水平台上晾干，在 110℃烘 0.5h，取出，置干燥器中备用。

2. 供试溶液和对照溶液的制备

取醋酸可的松适量，加氯仿-甲醇（9∶1）制成每 1mL 中含 10mg 的溶液，作为供试品溶液。精密量取以上溶液适量，加氯仿-甲醇（9∶1）稀释成每 1mL 中含 0.10mg 的溶液，作为对照溶液。

3. 薄层层析

照薄层色谱法（Ch.P 附录ⅤB）试验，吸取上述供试溶液和对照溶液各 5μL，分别点于同一硅胶 G 薄层板上，以二氯甲烷-乙醚-甲醇-水（385∶60∶15∶2）为展开剂，展开后，晾干，在 105℃干燥 10min，放冷，喷以碱性四氮唑蓝试液，立即检视。供试品溶液如显杂质斑点，不得多于 3 个，其颜色与对照溶液的主斑点比较，不得更深。

【注意事项】

1. 点样量不准，则检查结果不可靠。点样可用 10μL 微量注射器一次吸取 5μL 供试液

（或对照溶液），分少量多次点于同一原点处，以免原点过于扩散。

2. 展开过程中，层析缸应密封良好，否则展开剂易挥发，使 R_f 值增大。展开距离一般为10～15cm。

3. 显色液碱性四氮唑蓝试液应在喷雾前临时配制（取 0.2%的四氮唑蓝的甲醇溶液10mL 与 12%氢氧化钠的甲醇溶液 30mL，临用时混合，即得），新鲜配制的溶液应呈黄色，如颜色变深，则不宜使用。

【思考题】

1. 什么是"其他甾体"？为什么要对其进行检查？
2. 甾体激素结构中的何种基团可与四氮唑蓝产生反应？
3. 按本实验的操作方法，计算醋酸可的松中"其他甾体"的限量。

实验五　EDTA 标准溶液的标定和胃舒平片剂中铝和镁含量的测定

【实验目的】

1. 掌握 EDTA 标准溶液的配制、标定原理和方法；
2. 掌握 EDTA 滴定法测定铝和镁的原理；
3. 掌握控制溶液的酸度、温度和滴定速度在络合滴定中的重要性。

【实验原理】

胃舒平，别名复方氢氧化铝，主要成分为氢氧化铝及三硅酸镁、颠茄流浸膏，同时含有淀粉、滑石粉和液体石蜡等辅料，具有中和胃酸、减少胃液分泌、保护胃黏膜及解痉、镇痛作用，用于治疗胃酸过多、胃溃疡及胃痛等。其中的 $Al(OH)_3$ 起着中和胃酸的作用。由于铝是一种慢性神经毒性物质，过多地摄入会沉积在神经原纤维缠结和老年斑中使神经系统发生退行性改变，从而诱发老年性痴呆、肌萎缩性侧索硬化症等疾病。药片中 Al 和 Mg 的含量可用 EDTA 配位滴定法测定。为此先溶解样品，分离除去水不溶物质，然后分取试液加入过量的 EDTA 溶液，调节 pH 至 4 左右，煮沸使 EDTA 与 Al 配位完全，再以二甲酚橙为指示剂，用 Zn 标准溶液返滴过量的 EDTA，测出 Al 含量。另取试液，调节 pH，将 Al 沉淀分离后，在 pH 为 10 的条件下以铬黑 T 作指示剂，用 EDTA 标准溶液滴定滤液中的 Mg。

【仪器与试药】

EDTA(0.02mol/L);锌标准溶液(0.02mol/L);20%六次甲基四胺水溶液;氨水 1∶1;盐酸 1∶1;三乙醇胺溶液 1∶2 水溶液;氨-氯化铵(pH=10)缓冲溶液;0.2%二甲酚橙指示剂;甲基红指示剂(0.2%乙醇溶液);铬黑 T 指示剂;氯化铵(固体,分析纯);胃舒平药片。

【实验步骤】

1. EDTA 溶液(约 0.02mol/L)的配制及标定

(1)EDTA 标准溶液的配制

称取 7.4g EDTA 二钠盐,溶于 1000mL 纯化水,摇匀后备用。

(2)EDTA 标准溶液浓度的标定

准确移取 20.00mL EDTA 标准溶液于 250mL 锥形瓶中,加水 20mL,加入二甲酚橙指示剂 2 滴,然后滴加六次甲基四胺溶液直至溶液呈现稳定的亮黄色,然后再多加 3mL,用锌标准溶液滴至溶液由亮黄色转为红色,即为终点。重复标定三次。EDTA 标准溶液浓度计算:

$$C_{EDTA}=\frac{(CV)_{Zn^{2+}}}{V_{EDTA}}$$

2. 锌标准溶液配制(约 0.02mol/L)

精确称量 ZnO 基准物 0.35～0.5g 于 100mL 烧杯中,用数滴水润湿后,盖上表面皿,从烧杯嘴处滴加 3mL HCl(1∶1),待完全溶解后冲洗表面皿和杯壁,定量转移至 250mL 容量瓶中,加水至刻度,摇匀。Zn^{2+} 标准溶液浓度的计算:

$$C_{Zn^{2+}}=\frac{m_{ZnO}}{81.38\times 0.250}$$

3. 实验操作

(1)样品处理

称取胃舒平药片 10 片,研细后,称取药粉 2g 左右,加入 1∶1 HCl 20mL,加纯化水至 100mL,煮沸。冷却后过滤,并以水洗涤沉淀,收集滤液及洗涤液于 250mL 容量瓶中,稀释至刻度,摇匀。

(2)铝含量的测定

准确吸取上述试液 5.00mL,加水至 25mL 左右。滴加 1∶1 NH_3水至刚出现浑浊,再加 1∶1 HCl 至沉淀恰好溶解。

准确加入 0.02 mol/L EDTA 溶液 25mL 左右,再加入 20%六次甲基四铵溶液 10mL,煮沸 1min 并冷却后,加入二甲酚橙指示剂 2～3 滴,以标准锌溶液滴定至溶液由黄色转变为红色。平行测定 3 次,根据 EDTA 加入量与锌标准镕液滴定体积,计算每片药片中 $Al(OH)_3$的含量和相对平均偏差。

铝含量的计算

$$m_{Al(OH)_3}=[C_{EDTA}V_{EDTA}-C_{Zn^{2+}}V_{Zn^{2+}}]\times M_{Al(OH)_3}\times 10$$

$$W_{Al(OH)_3}=m_{Al(OH)_3}/m_{总}\times 100\%$$

(3)镁含量的测定

吸取试液 25.00mL，滴加 1∶1 NH_3水至刚出现沉淀，再加入 1∶1 HCl 至沉淀恰好溶解。加入固体 NH_4Cl 2g，滴加 20%六次甲基四胺溶液至沉淀出现并过量 15mL。加热至 80℃，维持 10～15min，冷却后过滤，以少量纯化水洗涤沉淀数次。收集滤液与洗涤液于 250mL 锥形瓶中，加入三乙醇胺 10mL，氨性缓冲溶液 10mL 及甲基红指示剂 1 滴，K－B 指示剂少许，用 EDTA 溶液滴定至试液由暗红色转变为蓝绿色，平行测定三次，计算每片药片中镁的含量(以 MgO 表示)以及相对平均偏差。

镁含量的计算：

$$m_{MgO}=C_{EDTA}V_{EDTA}\times M_{MgO}\times 10$$

$$\omega_{MgO}=m_{MgO}/m_{总}\times 100\%$$

【注意事项】

1. 加 1∶1 NH_3水不宜过多，过多会使 $Al(OH)_3$转换为 AlO_2^{2-}会影响镁的滴定，加 1∶1 HCl 也不宜过量，过多的酸留在溶液中，滴加 20%六次甲基四胺溶液就不会产生沉淀，影响滴定的结果。

2. 胃舒平药品试样中铝镁含量可能不均匀，为使测定结果具有代表性，本实验用去较多样品，研细后再取部分进行分析。

3. 试验结果表明，用六次甲基四胺溶液调节 pH 值分离 $Al(OH)_3$，结果比氨水好，可以减少 $Al(OH)_3$沉淀时 Mg^{2+}的吸附。

4. 测定镁时，加入甲基红 1 滴，能使终点更为敏锐。

【思考题】

1. 在控制一定的条件下能否用 EDTA 标准溶液直接滴定 Al^{3+}？

2. 在分离 Al^{3+}后的滤液中测定 Mg^{2+}，为什么还要加入三乙醇胺溶液？

实验六　双相滴定法测定苯甲酸钠的含量

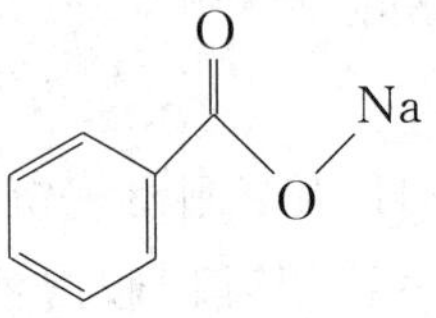

[$C_7H_5NaO_2$,144.11]

苯甲酸钠

Sodium Benzoate

[化学名称] 苯甲酸钠(安息香酸钠);

[理化性质] 白色颗粒或结晶性粉末。无气味,有甜涩味,常温下难溶于水,能溶于热水;也溶于乙醇、氯仿和非挥发性油;mp:122.13℃。

【实验目的】

1. 掌握双相滴定法的基本原理;
2. 掌握双相滴定法的基本操作。

【实验原理】

苯甲酸钠为芳酸碱金属盐,易溶于水,其水溶液呈碱性,可用盐酸滴定液滴定,但在滴定过程中析出的游离酸不溶于水,并且使滴定终点 pH 突跃不明显,不利于终点的正确判断。因此,利用苯甲酸能溶于有机溶剂的性质,在水相中加入与水不相混溶的有机溶剂,并置于分液漏斗中进行滴定反应,将滴定过程中产生的苯甲酸不断萃取入有机溶剂中,减少苯甲酸在水中的浓度,使滴定反应完全,终点清晰,同时可降低苯甲酸的离解。为使滴定完全,最后将有机层分出用水洗涤。使可能混溶于有机层中的盐洗出,洗液并入水层,再另加入有机溶剂,继续以盐酸标准液滴定至水层显持续的橙红色。指示剂除用甲基橙外也可用溴酚蓝,终点变化较为明显。

【实验方法】

取苯甲酸钠约 1.5g,精密称定,置于 250mL 分液漏斗中,加水 25mL 溶解后,加乙醚 50mL 及甲基橙指示液 2 滴,用盐酸滴定液(0.5mol/L)滴定,边滴边用力振摇,至水层显持续橙红色,分取水层,置 250mL 具塞锥形瓶中,乙醚层用水 5mL 洗涤,洗液并入锥形瓶中,加乙醚 20mL,继续用盐酸滴定液(0.5mol/L)滴定,边滴边振摇,至水层显持续的橙红色。每 1mL 的盐酸滴定液(0.5mol/L)相当于 72.06mg 的 $C_7H_5NaO_2$。

【注意事项】

1. 减重法称量时，样品倾出后直接置于分液漏斗内，而漏斗口小，样品不易全部转移，可在漏斗口上置一玻璃小漏斗，使样品不受损失。

2. 为了防止先加样品后加入水的操作步骤会使样品积聚在分液漏斗底部，而不易全部溶解，可以先加入少量水后，再称量样品。

3. 滴定过程中，振摇要充分。

4. 分液漏斗放置至水层与醚层分层后，再分取水层，并注意将水层全部分出，以免造成损失。

【思考题】

1. 苯甲酸钠含量测定时，采用盐酸标准液直接滴定的方法有什么缺点？

2. 双相滴定操作的关键是什么？该法适用于哪些药物的定量分析？

3. 双相滴定的操作中，有哪些平行原则需要遵循？

实验七　氧瓶燃烧法测定含碘药物的含量

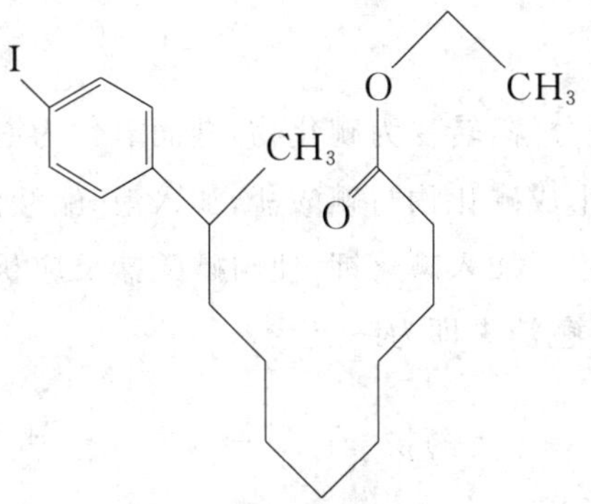

[$C_{19}H_{29}IO_2$，416.34]

碘苯酯

Iophendylate

[化学名称] 10 -对碘苯基十一酸乙酯以及邻、间位的碘苯基十一酸乙酯的混合物；

[理化性质] 无色或微黄色带黏性的油状液体；mp：217℃～222℃。

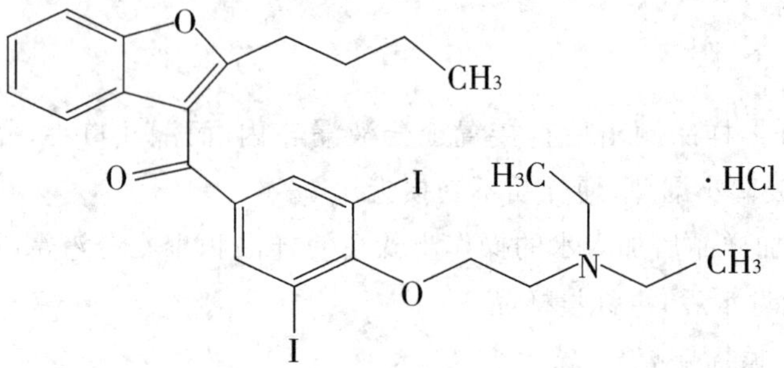

[$C_{25}H_{29}I_2NO_3 \cdot HCl$,681.78]

盐酸胺碘酮

Amiodarone Hydrochloride

[化学名称] (2-丁基-3-苯并呋喃基)[4-[2-(二乙氨基)乙氧基]-3,5-二碘苯基]甲酮盐酸盐;

[理化性质] 白色至微带黄白色结晶性粉末;无臭,无味,在氯仿中易溶,在乙醇中溶解,在丙酮中微溶,在水中几乎不溶;mp:158℃～162℃。按干燥品计算,含 $C_{25}H_{29}I_2NO_3 \cdot HCl$ 不得少于 98.5%;含碘(I)应为 36.0%～38.0%。

【实验目的】

1. 掌握氧瓶燃烧法破坏药物的原理和操作;
2. 掌握碘量法测定药物的原理和操作;
3. 掌握氧瓶燃烧-碘量法测定有机含碘药物的化学计量关系与含量计算方法。

【实验原理】

有机碘化物,用氧瓶燃烧分解,转变为碘化物,继而氧化为游离的碘,并被定量地吸收于吸收液中,和氢氧化钠反应,生成碘化物与碘酸盐,加入溴-醋酸溶液,使全部转变为碘酸盐,过量的溴以甲酸及通空气去除。加入碘化钾,使与碘酸盐反应析出游离碘,用硫代硫酸钠液滴定,碘与淀粉结合所显的蓝色消失即为终点。

$$\text{药物} \xrightarrow{O_2\text{中燃烧}} I_2 \uparrow$$

$$I_2 + 2NaOH \rightarrow NaIO + NaI + H_2O$$

$$NaI + 3Br_2 + 3H_2O \rightarrow NaIO_3 + 6HBr$$

$$Br_2(\text{过量}) + HCOOH \rightarrow CO_2 \uparrow + 2HBr$$

$$IO_3^- + 5KI + 6H^+ \rightarrow 3I_2 + 3H_2O + 5K^+$$

$$I_2 + 2Na_2S_2O_3 \rightarrow 2NaI + Na_2S_4O_6$$

【实验方法】

1. 碘苯酯中碘含量测定

取本品约 20mg，精密称定，按照氧瓶燃烧法（Ch. P 附录Ⅶ C）进行有机破坏，用氢氧化钠试液 2mL 与水 10mL 为吸收液，待吸收完全后，加溴醋酸溶液（取醋酸钾 10g，加冰醋酸适量使溶解，加溴 0.4mL，再加冰醋酸使成 100mL）10mL，密塞，振摇，放置数分钟，加甲酸约 1mL，用水洗涤瓶口，并通入空气流约 3～5min 以除去剩余的溴蒸气，加碘化钾 2g，密塞，摇匀，用硫代硫酸钠滴定液（0.02mol/L）滴定，至近终点时，加淀粉指示液，继续滴定至蓝色消失，并将滴定的结果用空白试验校正。每 1mL 的硫代硫酸钠滴定液（0.02mol/L）相当于 1.388mg 的 $C_{19}H_{29}IO_2$。

2. 盐酸胺碘酮中碘含量测定

取本品约 15mg，精密称定，照氧瓶燃烧法进行有机破坏，用氢氧化钠试液 2mL 与水 10mL 为吸收液，待吸收完全后，加溴醋酸溶液（取醋酸钾 10g，加冰醋酸适量使溶解，加溴 0.4mL，再加冰醋酸使成 100mL）10mL，密塞，振摇，放置数分钟，加甲酸约 1mL，用水洗涤瓶口，并通入空气流约 3～5min 以除去剩余的溴蒸气，加碘化钾 2g，密塞，摇匀，用硫代硫酸钠滴定液（0.02mol/L）滴定，至近终点时，加淀粉指示剂 1mL，继续滴定至蓝色消失，并将滴定的结果用空白实验校正。每 1mL 硫代硫酸钠滴定液（0.02mol/L）相当于 0.423mg 的碘（I）。

【仪器与试药】

500mL 燃烧瓶；氧气钢瓶；剪刀；酒精灯；分析天平；碘苯酯和盐酸胺碘酮原料药。

【注意事项】

1. 使用氧气钢瓶及燃烧时，要特别注意安全；必须使样品燃烧完全（溶液中无黑色碎片）；使用的燃烧瓶必须绝对干净，不得残留有机溶剂。

2. 燃烧完毕后应充分振摇并放置一段时间，待烟雾消失吸收完全后再进行下一步操作。

3. 加碘化钾后应盖紧瓶塞，暗处放置，以防止碘的挥发、氧化。

实验八　非水溶液滴定法测定片剂中生物碱的含量

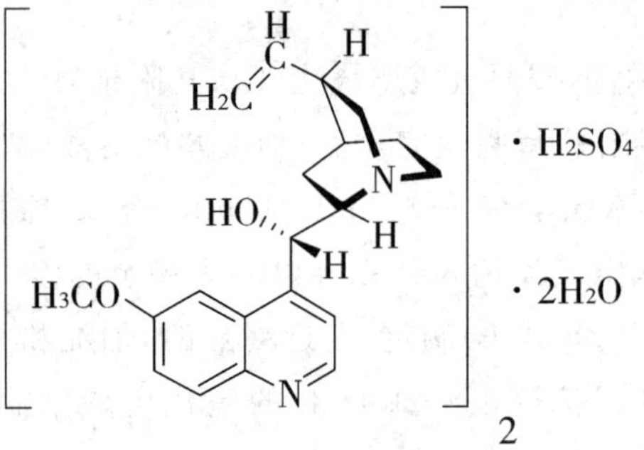

$[(C_{20}H_{24}N_2O_2)_2 \cdot H_2SO_4 \cdot 2H_2O, 782.96]$

硫酸奎尼丁

Quinidine Sulfate

[化学名称](9S)-6′-甲氧基-脱氧辛可宁-9-醇硫酸盐二水合物；

[理化性质]白色细针状结晶；无臭，味极苦；遇光渐变色；水溶液显右旋性，并显中性或碱性反应，在沸水或乙醇中易溶，在氯仿中溶解，在水中略溶，在乙醚中几乎不溶；mp：212℃～214℃；$[\alpha]_D^{20}$：＋260°～＋270°(C＝5，dil. HCl)。

【实验目的】

1. 通过学习硫酸奎尼丁的非水碱量法，掌握非水滴定法的原理和操作；
2. 掌握生物碱硫酸盐进行非水滴定时，滴定度的计算方法。

【实验方法】

本品为(9S)-6′-甲氧基-脱氧辛可宁-9-醇硫酸盐二水合物。按干燥品计算，含$(C_{20}H_{24}N_2O_2)_2 \cdot H_2SO_4$应为99.0%～101.5%。

取本品20片，去除包衣后，精密称定，研细，精密称取适量(约相当于硫酸奎尼丁0.15g)，加冰醋酸7mL溶解后，加醋酐3mL与结晶紫指示液1滴，取高氯酸滴定液(0.1mol/L)于10mL滴定管中滴定，至溶液显绿色。每1mL的高氯酸滴定液(0.1mol/L)相当于24.90mg的$(C_{20}H_{24}N_2O_2)_2 \cdot H_2SO_4 \cdot 2H_2O$。

【思考题】

1. 非水溶液滴定法一般采用常量分析法，还是半微量分析法？为什么？
2. 非水碱量法的基本原理是什么？适合于那些药物的分析？
3. 硫酸奎尼丁非水碱量法测定中，加入定量过量的醋酸钡也可消除酸根的影响，其基本原理是什么？能设计出实验方法和列出计算公式吗？
4. 硫酸奎尼丁能用旋光法测定含量吗？为什么？

实验九　维生素 C 制剂中维生素 C 的含量测定

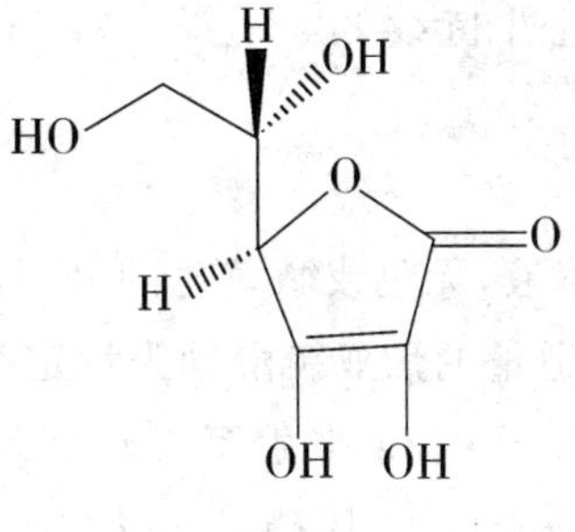

[$C_6H_8O_6$, 176.13]

维生素 C

Vitamin, L(+)-Ascorbic acid

[化学名称] 2,3,4,5,6-五羟基-2-己烯酸-4-内酯；

[理化性质] 无色晶体，酸性，在溶液中会氧化分解；mp: 190℃～192℃；$[\alpha]_D^{20}$: +20.5°（C=10，H_2O）；UV λ_{max}=245nm。

【实验目的】

1. 掌握碘量法的原理和操作方法；
2. 掌握常用辅料对制剂含量测定的影响和排除方法；
3. 掌握制剂的含量计算方法。

【实验原理】

维生素 C 分子中的烯二醇基具有还原性，能被 I_2 定量的氧化成二酮基：

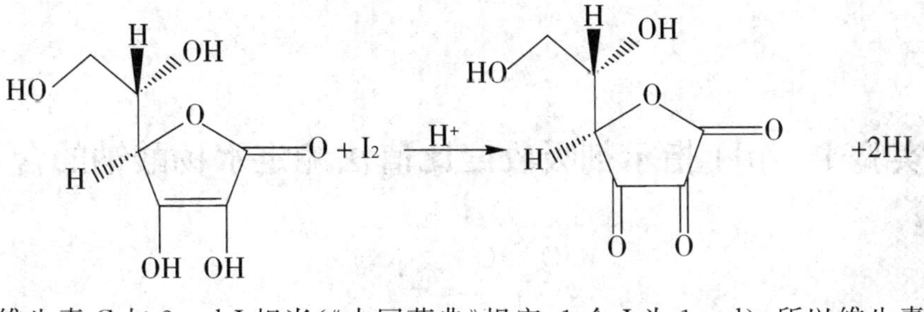

1mol 维生素 C 与 2mol I 相当(《中国药典》规定，1 个 I 为 1mol)，所以维生素 C 的滴定当量等于分子量的 1/2。

【实验方法】

1. 维生素 C 片

本片为白色或略带淡黄色片，含维生素 C 应为标示量的 93.0%～107.0%。

取本品20片，精密称定，研细，精密称取适量（约相当于0.2g维生素C），置100mL量瓶中，加新沸过的冷水100mL与稀醋酸10mL的混合液适量，振摇使维生素C溶解并稀释至刻度，摇匀，经干燥滤纸迅速滤过，精密量取续滤液50mL，加淀粉指示液1mL，用碘滴定液（0.1mol/L）滴定，至溶液显蓝色并持续30s不褪。每1mL碘滴定液（0.1mol/L）相当于8.806mg的$C_6H_8O_6$。

2. 维生素C注射液

本品为维生素C的灭菌水溶液，无色或微黄色的澄明液体。含维生素C应为标示量的90.0%～110.0%。本品中可加适量的焦亚硫酸钠为稳定剂。

精密量取本品适量（约相当于0.2g维生素C），加水15mL与丙酮2mL，摇匀，放置5min，加稀醋酸4mL与淀粉指示剂1mL，用碘滴定液（0.1mol/L）滴定，至溶液显蓝色并持续30s不褪。每1mL碘滴定液（0.1mol/L）相当于8.806mg的$C_6H_8O_6$。

【仪器与试药】

25mL棕色滴定管；50mL移液管；刻度吸管；碘量瓶；100mL量瓶；维生素C片；维生素C注射液。

【注意事项】

维生素C在空气中易被氧化，过滤，滴定等操作应迅速。

【思考题】

1. 原料药和制剂含量测定结果的表示方法有何异同？
2. 维生素C注射液含量测定时可加哪些抗氧剂？

实验十　pH指示剂吸收度比值法测定水杨酸钠的含量

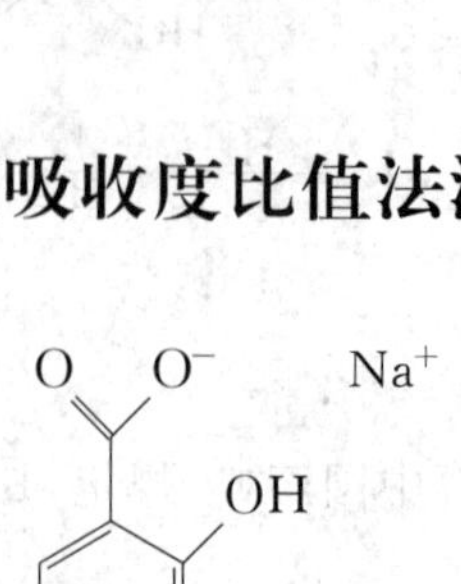

[$C_7H_5NaO_3$，160.10]

水杨酸钠

Sodium Salicylate

［化学名称］邻羟基苯甲酸钠；

［理化性质］白色或微显淡红色的细微鳞片，或白色粉末及球状颗粒；无臭或微带特臭，味甜、咸；遇光易变质，在水中易溶，在乙醇中溶解；mp：200℃。

【实验目的】

1. 熟悉 pH 吸收度比值法测定药物的类型；
2. 掌握 pH 吸收度比值法的基本原理、实验方法及特点。

【实验方法】

本品研细干燥后，精密称取 3.159g · f～3.227g · f（f 为标准溶液的浓度系数，应在 0.99～1.01 之间，最好在 1.00 附近，样品取量在中间），置于 50mL 量瓶中，加水 2mL，60℃～70℃水浴溶解后，加入无水乙醇 20mL，边振荡边精密滴加入 1mol/L 盐酸液 20.0mL，用干燥量具加入二氧六环试液［0.05g 麝香草酚蓝溶于二氧六环 100mL（必要时过滤，临用时配制）］1mL，加无水乙醇稀释至刻度，以无水乙醇为空白对照，分别于 435nm 和 551nm 波长处测定吸收度 $A_{\lambda 1}$ 和 $A_{\lambda 2}$，根据 $r=A_{\lambda 2}/(A_{\lambda 1}+A_{\lambda 2})$，求出 r，再从以 r～x 关系表为基础做成的 r～x 曲线上找出相应的 x 值，按下式计算含量，即得。

$$C_7H_5O_3\%=\frac{3.2022\times f\times x}{W}\times 100$$

式中：f 为标准溶液的浓度系数，即 $f=M'/M$，M 为规定的浓度，M' 为所用标准溶液的实际浓度；

3.2022 为加入的标准溶液体积（V'）乘以滴定度（T）所得值；

x 为中和度倒数；

W 为样品重量。

表 2－1　水杨酸钠 r～x 关系表

x	0.960	0.965	0.970	0.975	0.980	0.985	0.990	0.995	1.000
r	0.694	0.681	0.660	0.634	0.604	0.570	0.534	0.495	0.456
x	1.005	1.010	1.015	1.020	1.025	1.030	1.035	1.040	
r	0.411	0.372	0.339	0.310	0.284	0.262	0.244	0.231	

【仪器与试药】

无水乙醇；1mol/L 盐酸；二氧六环试液［0.05g 麝香草酚蓝溶于二氧六环 100mL（必要时过滤，临用时配制）］。

【注意事项】

1. 精密称取的样品，可通过干燥小漏斗定量转移到洁净的50mL容量瓶中。干燥小漏斗颈太细者不适用。

2. 取用标准液的量具，宜用校正过的20mL移液管。

3. 加入盐酸时，注意将样品全部转入，然后密塞振摇，待样品溶解后，再加入指示剂，并注意用水将容量瓶上的样品液全部洗入，以免量的损失。

4. 在可见光区测定吸收度时，宜先校正比色杯，比色杯置入比色槽应紧贴光窗，有利于定量准确。

5. 拉动比色槽架应尽量轻些，以防止比色杯内的溶液溅出。

【思考题】

1. pH指示剂吸收度比值法中指示剂选择的原则是什么？有哪些优点？其适用范围如何？

2. 本法规定取样量范围与一般容量分析称量范围有何不同要求？为什么要严格规定取样量范围？

3. 为什么实际加入的各标准液浓度校正系数 f，要求在100%±1%，不能过大或过小？

4. 为什么能通过测得 r 值来计算样品的百分含量？

实验十一　酸性染料比色法测定硫酸阿托品注射液的含量

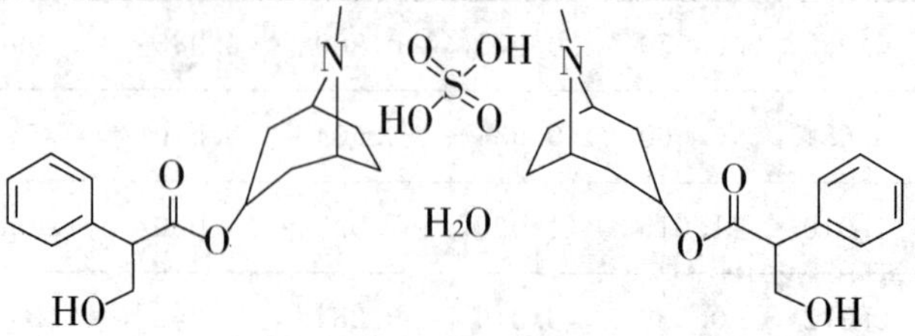

[$2(C_{17}H_{23}NO_3)\cdot H_2SO_4\cdot H_2O$,694.83]

硫酸阿托品

Atropine Sulfate(Apropt, Atroptol)

[化学名称] α-(羟甲基)苯乙酸-8-甲基-8-氮杂双环[3,2,1]-3-辛酯硫酸盐水合物；

[理化性质] 无色结晶或白色结晶粉末，无臭，易溶于水，易溶于乙醇，难溶于氯仿及乙

醚；mp：187℃。

【实验目的】

1. 掌握托烷生物碱类及硫酸盐的鉴别反应；

2. 掌握酸性染料比色法的基本原理及操作要点；

3. 熟悉注射剂的分析方法；

4. 正确使用721型分光光度计。

【实验原理】

具莨菪酸结构的托烷生物碱类均具有Vitali反应。硫酸阿托品是莨菪醇和消旋莨菪酸的酯，水解后生成莨菪醇和消旋莨菪酸。莨菪酸与发烟硝酸共热，生成黄色的三硝基衍生物，冷后加醇制氢氧化钾，形成醌式结构而显深紫色。

硫酸盐与氯化钡反应，生成硫酸钡白色沉淀，该沉淀不溶于盐酸或硝酸。

硫酸盐不与盐酸生成白色沉淀（与硫代硫酸盐区别）。

硫酸盐与醋酸铅反应，生成硫酸铅白色沉淀；硫酸铅与醋酸铵作用，生成醋酸铅而溶解；硫酸铅与氢氧化钠作用，生成亚铅酸钠而溶解。

在pH＝5.6的缓冲溶液中，阿托品（B）与氢离子结合成盐（BH^+），酸性染料溴甲酚绿在此pH下解离为阴离子（In^-），与上述阳离子定量地结合成黄色配位化合物（$BH^+ \cdot In^-$），并被氯仿定量地提取，于λ_{max}＝420nm处测定氯仿提取液的吸收度，与对照品比较，求得硫酸阿托品的含量。

【实验步骤】

1. 鉴别

（1）取本品适量（约相当于硫酸阿托品5mg），置水浴上蒸干，于残渣上加发烟硝酸5滴，置水浴上蒸干，得黄色残渣，放冷，加乙醇2～3滴湿润，加固体氢氧化钾一小粒，即显深紫色。

（2）取本品适量，加氯化钡试液，即生成白色沉淀，分离，沉淀在盐酸或硝酸中均不溶解。

（3）取本品适量，加醋酸铅试液，即生成白色沉淀，分离，沉淀在醋酸铵试液或氢氧化钠试液中溶解。

（4）取本品适量，加盐酸，不生成白色沉淀。

2. 含量测定

对照品溶液的制备：精密称取在120℃干燥至恒重的硫酸阿托品对照品25mg，置25mL量瓶中，加水溶解并稀释至刻度，摇匀，精密量取5mL，置100mL量瓶中，加水稀释至刻度，摇匀，即得。

供试品溶液的制备：精密量取本品适量（约相当于2.5mg硫酸阿托品），置50mL量瓶中,加水稀释至刻度,摇匀,即得。

测定:精密量取对照品溶液与供试品溶液各 2mL,分别置预先精密加入氯仿 10mL 的分液漏斗中,各加溴甲酚绿溶液(取溴甲酚绿 50mg 与邻苯二甲酸氢钾 1.021g,加 0.2mol/L 氢氧化钠溶液 6.0mL 使溶解,再加水稀释至 100mL,摇匀,必要时滤过)2.0mL,振摇提取 2min 后,静置使分层,分取澄清的氯仿液(以水 2mL 按同法平行操作所得的氯仿液为空白)于 420nm 的波长处分别测定吸收度,按下式求得样品占标示量的百分含量。

$$标示量(\%)=\frac{A_x}{A_r}\times C_r\times n\times 1.027\times\frac{1}{标示量}\times 100$$

式中:A_x 为供试品溶液的吸收度;

A_r 为对照品溶液的吸收度;

C_r 为对照品溶液的浓度(mg/mL);

n 为样品的稀释倍数;

1.027 为无水硫酸阿托品与含 1 分子结晶水硫酸阿托品的分子量换算因数。

【注意事项】

1. 酸性染料比色法中所用的试液、指示液、溶剂等均应用吸量管精密量取。

2. 对照品与供试品应平行操作,包括振摇的方法、次数、速度、力度以及放置的时间等均应一致。

3. 采用甘油-淀粉糊做润滑剂。分液漏斗必须干燥无水。分取澄清的氯仿提取液时,应弃去初滤液。

4. 所用比色杯应检查是否配对。比色杯装液后严格要求内外清洁透明,若有气泡或颗粒应重装。

5. 接触过氯仿提取液的容器,使用完毕均应先以醇荡洗,然后水洗,再以温热的清洁液处理,洗净备用。

【思考题】

1. 举例说明哪些托烷生物碱类药物不具有 Vitali 反应?

2. 酸性染料比色法测定有机碱类药(包括生物碱)的基本原理是什么?

3. 酸性染料比色法的成败关键是什么?影响实验结果的基本操作有哪些?

4. 含量测定时,为什么先加氯仿后加样品?

实验十二　凯氏定氮法测定干酵母片的含量

中文名：干酵母；酵母提取物；酵母粉；英文名：yeast；Yeast powder；Torula yeast；性状：为淡黄色至淡黄棕色的颗粒或粉末；有酵母的特臭，味微苦，不应有异臭。本品为酵母科啤酒酵母菌 *Saccharomyces cerevisae* (Hansen)或葡萄汁酵母菌 *Saccharomyces uvarum* (Beijerinck)或隐球酵母科产朊假丝酵母菌 *Candida utilis* (Henneberg) *Lodder et*. *Kregervan* Rij 未经提取的干燥菌体。蛋白质含量不得少于 44.0%。用于维生素 B_1 缺乏症及消化不良的辅助治疗。

【实验目的】

1. 掌握凯氏定氮法的基本原理；
2. 熟悉半微量定氮的操作方法。

【实验原理】

有机含氮化合物与硫酸共热消化(加入硫酸钾提高硫酸的沸点，硫酸铜作消化催化剂)，供试品中所含氮转变成氨，并与硫酸结合成为硫酸氢铵及硫酸铵，用氢氧化钠碱化后，释出氨，随水蒸气馏出，用硼酸溶液或定量的酸吸收后，用酸滴定液或碱滴定液滴定，并将滴定结果用空白试验校正。根据与氨作用的酸量计算供试品中氮的含量或换算为检测药物的含量。

含量测定：取本品约 0.5g，精密称定，照氮测定法(Ch. P 附录ⅦD 第一法)测定，以测得的氮(N)与 6.25 相乘，即为供试品中蛋白质的量。

【实验步骤】

1. 消解

取本品 10 片，精密称定，研细，精密称取适量(约相当于干酵母 0.2g)，置干燥的 50mL 凯氏烧瓶中，加硫酸钾 2g 与硫酸铜粉末 0.2g，再沿瓶壁缓缓加入硫酸 8～10mL，并加玻璃珠 1～2 粒，在凯氏烧瓶口放一小漏斗，并使烧瓶成 45°斜置于有小孔的石棉网上，用小火缓缓加热使消化液保持在沸点以下，并使小火保持在液面下，等泡腾停止，溶液由黑色变为棕黄色时，强热至沸，使溶液成澄明的绿色后，继续加热 10min，放冷，定量转移至已盛有适量水的 250mL 量瓶中，放冷，加水至刻度。取与处理样品相同量的硫酸铜、硫酸钾、硫酸铵同一方法做试剂空白试验。

2. 蒸馏

按图 2－1 装好定氮装置，于水蒸气发生器 1 内装水约 2/3 处加甲基红指示剂数滴及数毫升硫酸，以保持水呈酸性，加入数粒玻璃珠以防暴沸，用调压器控制，加热煮沸水蒸气发生瓶内的水。

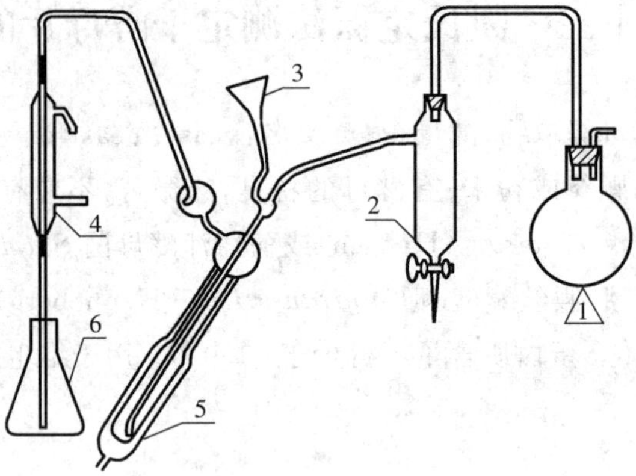

图 2-1　蒸馏装置

1. 蒸汽发生瓶；2. 汽水分离管；3. 样品入口；
4. 冷凝管；5. 隔热液套与反应管；6. 吸收瓶

向接收瓶内加入 10mL 2％硼酸溶液及混合指示剂 1 滴，并使冷凝管的下端插入液面下，吸取 10.0mL 样品消化液由小玻璃杯流入反应室，并以 10mL 水洗涤小烧杯使流入反应室内，塞紧小玻璃杯的棒状玻璃塞。将 10mL 40％氢氧化钠溶液倒入小玻璃杯，提起玻璃塞使其缓慢流入反应室，立即将玻璃盖塞紧，并加水于小玻璃杯以防漏气。夹紧螺旋夹，开始蒸馏，蒸气通入反应室使氨通过冷凝管而进入接收瓶内，蒸馏 5min。移动接收瓶，使冷凝管下端离开液面，再蒸馏 1min，然后用少量水冲洗冷凝管下端外部。取下接收瓶，以硫酸或盐酸标准溶液滴定至灰色或蓝紫色为终点。同时吸取 10.0mL 试剂空白消化液同法操作。

3. 滴定

馏出液用硫酸滴定液（0.05mol/L）滴定至溶液由蓝绿色变为灰紫色，并将滴定的结果用空白试验（空白馏出液的容积应与供试品所得馏出液的容积基本相等，约 70～75mL）校正。每 1mL 硫酸滴定液（0.005mol/L）相当于 0.1401mg 的氮。以测得的氮量与 6.25 相乘，即为供试品中含有蛋白质的重量。规定本品含蛋白质（以干酵母计）不得少于干酵母标示量的 38.0％。

【注意事项】

1. 消化时若发现瓶壁上有黑点，可适当转动烧瓶，使硫酸回流时将黑点洗下，以保证消化完全，以免结果偏低。直火加热时间不可过长，加入硫酸盐的量不可过多。消化时如不容易呈透明溶液，可将定氮瓶放冷后，慢慢加入 30％过氧化氢（H_2O_2）2～3mL，促使氧化。

2. 蒸馏连接用的乳胶管或橡胶管应用氢氧化钠试液煮 20min，洗去碱液后用水煮沸，洗净，晾干。蒸馏装置连接后应严密。蒸馏过程中若无黑色 CuO 析出，说明加入碱量不足，应补足碱量或重新实验。约 80％以上的氨在最初 1～2min 内蒸出，初蒸速度不宜太快，以免氨在蒸出后未能及时被吸收而逸失。

3. 锥形瓶加入硼酸溶液和指示剂后应显酒红色；如显绿色，说明有碱性物质污染。蒸馏出的氨接收液应尽快滴定，避免放置时间过长，影响测定结果。

4. 加入硫酸钾的作用为增加溶液的沸点，硫酸铜为催化剂，硫酸铜在蒸馏时作碱性反应的指示剂。

【思考题】

1. 试述凯氏定氮法应用范围，它是否能将所有形式的氮定量转变成氨？
2. 绘制凯氏定氮法各步骤的仪器装置草图，并指出各步骤的操作要点。

实验十三　双波长法测定复方磺胺制剂中主要成分的含量

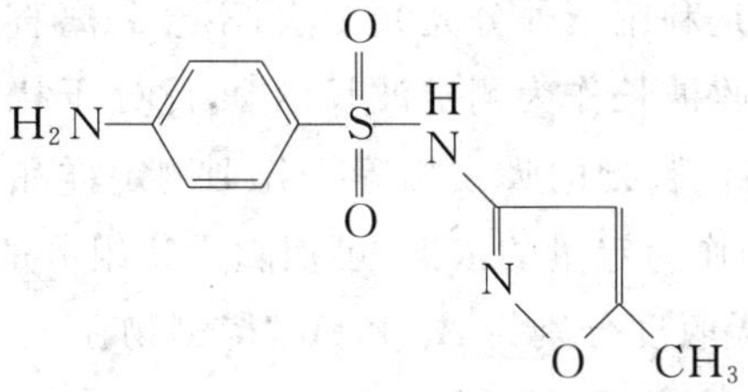

[$C_{10}H_{11}N_3O_3S$，253.28]

磺胺甲噁唑

Sulfamethoxazole

[化学名称] N-(5-甲基-3-异噁唑基)-4-氨基苯磺酰胺；

[理化性质] 白色结晶性粉末，无臭，味微苦；在水中几乎不溶；在稀盐酸、氢氧化钠试液或氨试液中易溶；mp：168℃～172℃。

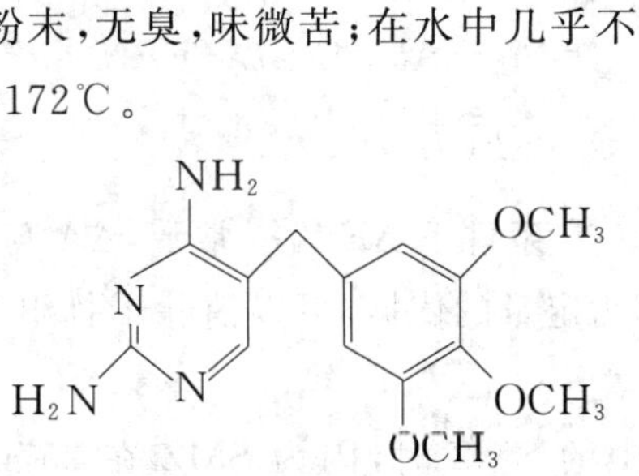

[$C_{14}H_{18}N_4O_3$，290.32]

甲氧苄啶（磺胺增效剂，甲氧苄氨嘧啶）

Trimethoprim（Synaprim，TMP）

[化学名称] 5-[(3,4,5-三甲氧基苯基)甲基]-2,4-嘧啶二胺；

[理化性质]白色或类白色结晶性粉末；无臭，味苦，在氯仿中略溶，在乙醇或丙酮中微溶，在水中几乎不溶；在冰醋酸中易溶；mp：199℃～203℃。

【实验目的】

1. 掌握双波长分光光度法的基本原理，熟悉用单波长型分光光度计进行双波长法测定；

2. 复方制剂不经分离直接测定各组分含量的方法。

【实验原理】

复方磺胺甲噁唑片处方

磺胺甲噁唑(SMZ)	400g
甲氧苄啶(TMP)	80g
制成	1000片

复方磺胺甲噁唑片含磺胺甲噁唑(SMZ)及增效剂甲氧苄啶(TMP)，可以采用双波长分光光度法测定其含量。该法是利用紫外分光光度法，不经分离直接对多组分样品进行测定。一般选择被测组分的最大吸收波长作为测定波长(λ_2)，此处干扰组分有吸收；另选择一参比波长(λ_1)，使干扰组分在此二波长处的吸收相等。分别测定样品在此二波长处的吸收度，以此二波长处吸收度的差(ΔA)作为定量的依据，可消除干扰组分的干扰。

设样品在λ_2与λ_1处的吸收度分别为A_1和A_2，待测物在λ_2与λ_1处的吸收度分别为A_2^a和A_1^a，干扰物在λ_2与λ_1处的吸收度分别为A_2^b和A_1^b。

因为

$$A_2^b = A_1^b$$

所以

$$\begin{aligned}\Delta A &= A_2 - A_1 \\ &= (A_2^a + A_2^b) - (A_1^a + A_1^b) \\ &= A_2^a - A_1^a = E_2^a CL - E_1^a CL \\ &= \Delta ECL\end{aligned}$$

从以上推导可以看出，在一定条件下ΔE为一常数，ΔA与待测物浓度(C)有线性关系，而与干扰物浓度无关。ΔA作为定量的依据，可以消除干扰组分的干扰，因此可以用对照品比较法测定药物的含量。

测定复方磺胺甲噁唑片中的SMZ时，因为SMZ在257nm的波长处有最大吸收(图2-2)，TMP在此波长处吸收最小，并在304nm波长附近有一等吸收点，故选择257nm为测定波长(λ_2)，在304nm波长附近选择等吸收波长作为参比波长(λ_1)。测定TMP时，由TMP紫外吸收图谱(图2-3)可知，在239nm波长处TMP有较大吸收，而此波长是SMZ的最小吸收，且在295nm波长附近有一等吸收点，故选择239nm作为TMP的测定波长，在295nm

波长附近选择等吸收波长作为参比波长。因仪器的不同,参比波长也不相同,对测定影响较大,所以采用对照品溶液来确定。

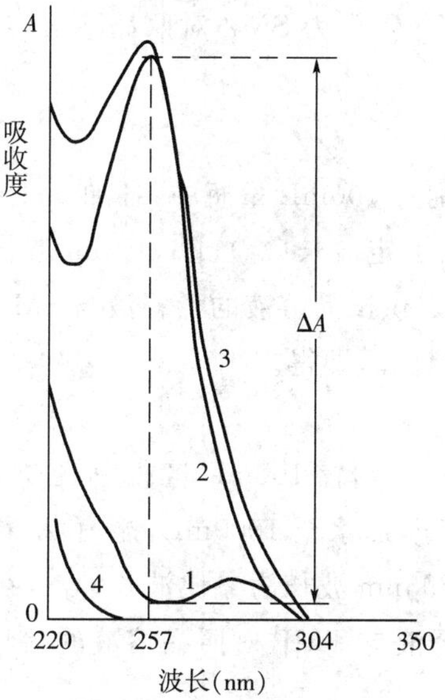

图 2－2　SMZ 的紫外吸收光谱

1. TMP(2.0μg/mL)　2. SMZ(10.0μg/mL)

3. SMZ＋TMP　4. 辅料

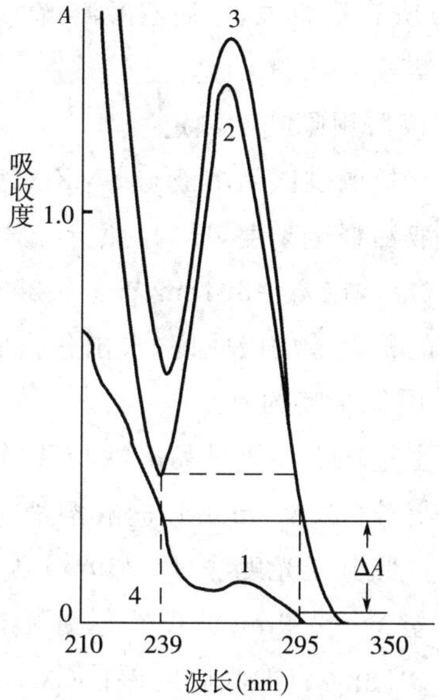

图 2－3　TMP 的紫外吸收光谱

1. TMP(5.0μg/mL)　2. SMZ(25.0μg/mL)

3. SMZ＋TMP　4. 辅料

计算公式为：

$$\text{标示量}\% = \frac{\dfrac{\Delta A_x}{\Delta A_R} \times W_R \times \text{平均片重}}{W_x \times \text{标示量}} \times 100\%$$

式中：ΔA_x 为供试品溶液的稀释液的吸收度差值；

ΔA_R 为对照品溶液的稀释液的吸收度差值；

W_R 为对照品的称量(g)；

W_x 为供试品的称量(g)。

同式可用于 TMP 含量的计算。由于供试品和对照品是在完全平行的条件下操作的,所以稀释的倍数可以不考虑。

【实验步骤】

1. 供试品溶液的制备

取本品 10 片,精密称定,研细,精密称取适量(约相当于磺胺甲噁唑 50mg 与甲氧苄啶 10mg),置 100mL 量瓶中,加乙醇适量,振摇 15min 使药物溶解,加乙醇稀释至刻度,摇匀,滤过，取续滤液作为供试品溶液。

2. 对照品溶液的制备

精密称取在105℃干燥至恒重的磺胺甲噁唑对照品50mg与甲氧苄啶对照品10mg，分别置100mL量瓶中，各加乙醇溶解并稀释至刻度，摇匀，分别作为SMZ对照品溶液与TMP对照品溶液。

3. 磺胺甲噁唑的测定

精密量取供试品溶液与SMZ对照品溶液2mL，分别置100mL量瓶中，各加0.4%氢氧化钠溶液稀释至刻度，摇匀，照分光光度法，以257nm为测定波长(λ_2)，以304nm波长为参比波长(λ_1)，在λ_1=304nm与λ_2=257nm波长处分别测定供试品溶液的稀释液与SMZ对照品溶液的稀释液的吸收度，求出各自的吸收度差值(ΔA)计算，即得。

4. 甲氧苄啶的测定

精密量取上述供试品溶液与TMP对照品溶液5mL，分别置100mL量瓶中，各加盐酸-氯化钾溶液(取0.1mol/L盐酸溶液75mL与氯化钾6.9g，加水至1000mL，摇匀)稀释至刻度，摇匀，照分光光度法，以239nm为测定波长(λ_2)，以295nm波长为参比波长(λ_1)，在λ_1=295nm与λ_2=239nm波长处分别测定供试品溶液的稀释液与TMP对照品溶液的稀释液的吸收度，求出各自的吸收度差值(ΔA)，计算，即得。

【仪器与试剂】

751紫外分光光度仪；石英比色皿；100mL量瓶；移液管；磺胺甲噁唑对照品；甲氧苄啶对照品；复方磺胺片剂。

【注意事项】

测定时应注意仪器的狭缝不得大于1nm。如使用自动扫描仪，波长重现性不得大于0.2nm，如使用手动仪器时，波长调节器应同一方向旋转并时时用对照液核对等吸收波长。

【思考题】

1. 当确定参比波长时，干扰物如TMP溶液是否需要精确配制？为什么？
2. 在选择实验条件时，是否应考虑赋形剂等辅料的影响？如何进行？

实验十四　葡萄糖注射液分析及其医院药房快速检验法

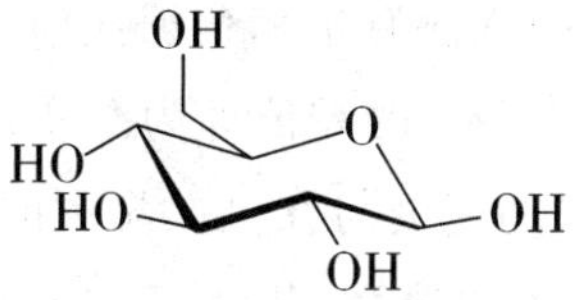

[$C_6H_{12}O_6$,180.16]

葡萄糖

Glucose

本品为葡萄糖或无水葡萄糖的灭菌水溶液。含葡萄糖($C_6H_{12}O_6 \cdot H_2O$)应为标示量的95.0%～105.0%。

【实验目的】

1. 掌握 pH 值测定原理和 pH 计的正确操作；
2. 掌握比旋度的概念、求算方法和旋光法测定旋光性物质含量的原理与计算方法；
3. 熟悉紫外法检查杂质的原理和方法；
4. 熟悉折光法测定葡萄糖注射液含量的原理和计算方法；
5. 掌握快速分析法(剩余碘量法)测定葡萄糖含量的基本原理和方法，并比较旋光法、折光法和快速分析法各自的优缺点。

【实验原理】

1. 旋光法测定葡萄糖的基本原理

本品为葡萄糖的灭菌水溶液。葡萄糖的分子结构中五个碳都是手性碳原子，具有旋光性。当直线偏振光通过该具有光学活性的化合物溶液时，能引起旋光现象，使偏振光的平面向左或向右旋转。此种旋转在一定条件下，有一定的度数，称为旋光度。旋光度(α)与溶液的浓度(C)和偏振光透过溶液的厚度(l)成正比。当偏振光透过厚 1dm 并每 1mL 中含有旋光性物质 1g 的溶液时，在一定波长与温度下测定的旋光度称为比旋度$[\alpha]_D^t$，即$[\alpha]_D^t=\frac{\alpha}{l \cdot C}$。式中，D 为钠光谱的 D 线(589.3nm)，t 为测定时的温度。葡萄糖的比旋度 $[\alpha]_D^t=+52.75°$。根据旋光度 α 与浓度 C 的比例关系可进行含量测定：

$$\alpha=[\alpha]_D^t \times l \times C$$

式中：l 为液层厚度(dm)；

C 为溶液的百分浓度(g/mL，按干燥品或无水物计算)。

因此：　$C=\alpha \times 100/[\alpha]_D^t \times l$

测定待测葡萄糖溶液的旋光度即可求得其含量。

2. 折光法测定葡萄糖的基本原理

光线自一种透明介质进入另一透明介质的时候，由于两种介质的密度不同，光速发生变化，即发生折射现象。采用折光率因素法测定葡萄糖注射液含量。在一定条件下，溶液的折光率(n)与同温度下的溶剂的折光率(n^0)的差值即为溶质的折光率，其与被测物的浓度成正比。一般折光率系指光线在空气中的速度与在供试品中的速度之比值，用 n_D^t 表示。D为钠光谱的D线(589.3nm)，t为测定时的温度，折光率与水溶液中溶质浓度的关系可用下式表示：

$$n_D^t = n_{D水}^t + F \cdot P$$

$$\therefore \quad P = \frac{n_D^t - n_{D水}^t}{F}$$

式中：P——百分浓度，即100mL水溶液中含的溶质质量；

n_D^t——供试液的折光率；

$n_{D水}^t$——同温度时水的折光率；

F——由药物对照品经实验测得的，在一定范围内是一常数，其物理意义为溶液浓度每增加1%时的折光率的增加值。$F = \frac{(n - n^0)}{C_{对}}(\%)$。

根据折光率因素(F)值，可求得葡萄糖注射液的浓度：

$$C_{样}(\%) = \frac{(n - n^0)}{F}$$

20℃时，$n_{D水}^t = 1.330$，葡萄糖的折光因素 $F = 0.00142$，所以由测定20℃时供试液葡萄糖注射液的折光率就可求得其含量。

3. 快速分析-剩余碘量法测定葡萄糖的基本原理

葡萄糖为一醛糖，具有还原性。在碱性介质中，过量的标准碘溶液将葡萄糖氧化成葡萄糖酸。剩余的碘在酸性介质中用硫代硫酸钠回滴定。

反应式表示如下：

(1)
$$I_2 + 2NaOH \rightarrow NaIO + NaI + H_2O$$

$$CH_2OH(CHOH)_4CHO + NaIO + NaOH$$
$$\rightarrow CH_2OH(CHOH)_4COONa + NaI + H_2O$$

(2)过量的 I_2 一部分在NaOH中生成NaIO，继而进一步氧化为 $NaIO_3$，一部分由于碘量不足仍以游离碘形式存在。加醋酸酸化后，又全部还原以碘的形式存在。

即：
$$I_2 + 2NaOH \rightarrow NaIO + NaI + H_2O$$

$$3NaIO \rightarrow NaIO_3 + 2NaI$$

$$NaIO_3 + 5NaI + 3H_2SO_4 \rightarrow 3I_2 + 3Na_2SO_4 + 3H_2O$$

(3)硫代硫酸钠回滴定

$$I_2 + 2Na_2S_2O_3 \rightarrow 2NaI + Na_2S_4O_6$$

【实验步骤】

1. 鉴别

原理：

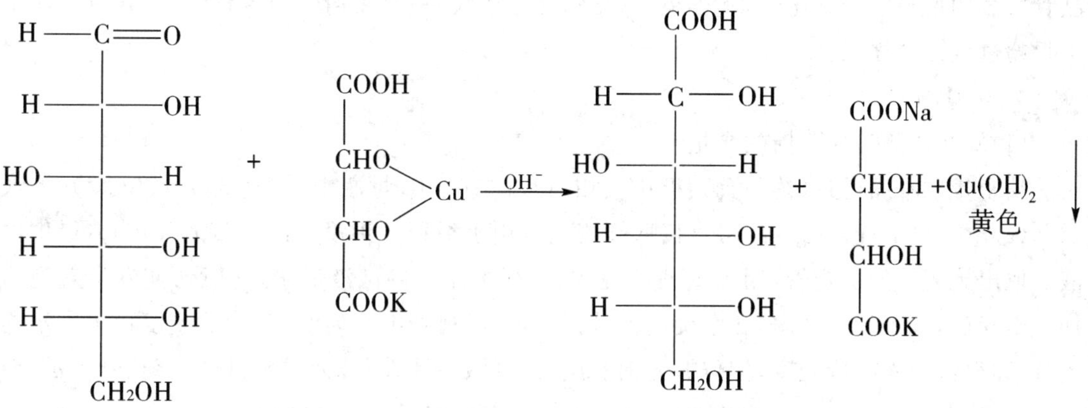

葡萄糖　Fehling试剂　葡萄糖酸

$$Cu(OH)_2 \xrightarrow{\text{加热}} Cu_2O\downarrow + H_2O$$

红色

方法：取本品，缓缓滴入温热的碱性酒石酸铜试液中，即生成氧化亚铜红色沉淀。

2. 检查

(1)pH 值：应为 3.2～5.5(Ch. P 附录Ⅵ H)

(2)5 -羟甲基糠醛

原理：葡萄糖注射液在高温加热灭菌时，易分解产生 5 -羟甲基糠醛：

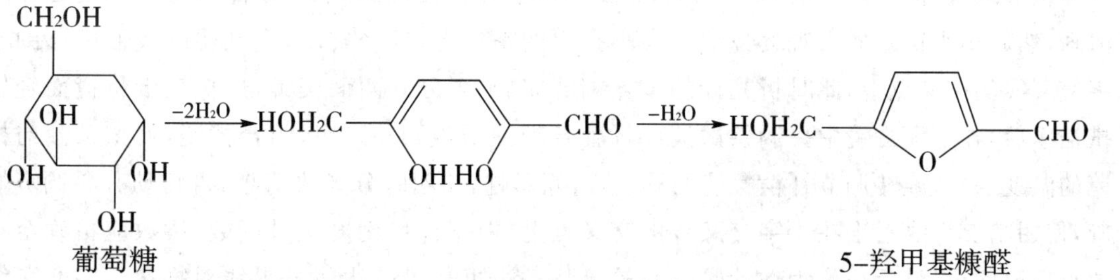

葡萄糖　5-羟甲基糠醛

利用 5 -羟甲基糠醛在 284nm 的波长处有吸收，而葡萄糖无吸收，将样品配制成一定浓度的溶液，在 284nm 的波长处测定，规定吸收度不得大于 0.32 来控制 5 -羟甲基糠醛的量。

方法：精密量取本品适量(约相当于葡萄糖 1.0g)，置 100mL 量瓶中，加水稀释至刻度，摇匀，在 284nm 的波长处测定，吸收度不得大于 0.32。

(3)重金属

取本品适量(约相当于葡萄糖 3g)，必要时，蒸发至约 20mL，放冷，加醋酸盐缓冲液(pH=3.5)2mL 与水适量使成 25mL，置 25mL 纳氏比色管中。另取标准铅溶液一定量与醋酸缓冲液(pH=3.5)2mL，加水稀释成 25mL，置另一 25mL 纳氏比色管中。若供试液带颜色，可在标准管中滴加少量的稀焦糖溶液或其他无干扰的有色溶液，使之与样品管颜色一致；再在两管中分别加入硫代乙酰胺试液各 2mL，摇匀，放置 2min，同置白纸上，自上向下透视，样品管所显颜色与标准管比较，不得更深(见本部分实验一)。按葡萄糖含量计算，含重金属量不得超过百万分之五。

3. 含量测定

(1)旋光法测定葡萄糖的含量

精密量取本品适量(约与葡萄糖 10g 相当)，置 100mL 量瓶中，加氨试液 0.2mL[10%或 10%(g/mL)以下规格的本品可直接取样测定]，用水稀释至刻度，摇匀，静置 10min，得供试液。取出旋光计的测定管，用供试液冲洗数次，缓缓注入供试液适量(注意勿使发生气泡)，加盖密封后，置于旋光计内，缓缓旋转检偏镜检视，至视野中均匀明亮，读取刻度盘上表示的度数，即得供试液的旋光度，使偏振光向右旋转者(顺时针方向)为右旋，以“+”符号表示，使偏振光向左旋转者(反时针方向)为左旋，以“-”符号表示，用同法读取旋光度三次，取其平均数，按同法测定纯化水的读数为空白，测得的旋光度(α)与 1.0426 相乘，即得 100mL 供试液中含有的 $C_6H_{12}O_6 \cdot H_2O$ 的重量(g)。

药典规定含葡萄糖($C_6H_{12}O_6 \cdot H_2O$)应为标示量的 95.0%～105.0%。

测定前用水校正零点，测定后再用水核对零点，若零点变动应重测。

(2)折光法测定葡萄糖的含量

将折光计置于光线充足的台面上，与恒温水浴连接将折光计棱镜的温度调至 20℃±1℃，分开两面棱镜，用擦镜纸将镜面轻轻拂拭清洁后(或用擦镜纸蘸取中性乙醚轻拭镜面，乙醚挥干)，在下面棱镜中央滴纯化水 1～2 滴，闭合棱镜，使纯化水与棱镜的温度一致，转动分界调节螺旋，使标尺该数为 1.3330，再旋转调节补偿棱镜的螺旋，消除虹彩使明暗分界线清晰，然后用小钥匙插入观察镜的筒旁小孔内的螺钉上，轻轻转动，直到明暗线恰好移到十字交叉线的交叉点上，此时折光计的零点调节完毕，再分开两面棱镜，用擦镜纸将镜面轻轻拭洁净后，在下面棱镜中央滴供试液(5%葡萄糖注射液)1～2 滴，闭合棱镜，使供试液与棱镜的温度一致，旋转调节补偿棱镜的螺旋，清除彩虹，使明暗分界线清晰，再转动分界调节螺旋，使明暗交界线对准在十字交叉线的交叉点上，根据标尺刻度记录读数，读数应精确至小数点后第四位(最后一位为估计数字)，轮流从一边再从另一边将分界线对推在十字交叉线上，重复观察及记录读数三次，读数间的差数不应大于 0.003，所得读数的平均值，即为供试品的折光率。

按下式计算 100mL 供试液中含有的 $C_6H_{12}O_6 \cdot H_2O$ 的重量(g)，并计算标示量的百分含量。

$$100\text{mL 中 } C_6H_{12}O_6 \cdot H_2O \text{ 的重量(g)} = \frac{n_D^t - n_{D水}^t}{F}$$

$$= \frac{\text{该供试液的折光率}(n_D^t) - \text{同温度时溶剂的折光率}(n_{D水}^t)}{\text{折光因素}(F)}$$

20℃时纯化水的 $n_{D水}^t = 1.3330$

20℃时葡萄糖的折光因素 $F = 0.00142$

(3)快速分析法——剩余碘量法测定葡萄糖的含量

取 5%葡萄糖注射液 2.0mL 置 25mL 容量瓶中，加水稀释至刻度。精密吸取 5.0mL 置 50mL 碘量瓶中，准确加入 0.1mol/L 碘溶液 5.0mL，滴加约 1mol/L 氢氧化钠溶液 7～8 滴，至溶液呈淡黄色，暗处放置 5min，滴加约 1mol/L 盐酸溶液(或 0.5mol/L H_2SO_4 液)至呈酸性后，以 0.1mol/L 硫代硫酸钠滴定液滴定至无色。

按下式计算标示量的百分含量

$$\text{标示量}\% = \frac{[(M^t \cdot V)_{I^-} - (M^t \cdot V)_{Na_2S_2O_3}] \cdot \frac{198.17}{2000}}{5\% \times 2.0 \times \frac{5.0}{25}} \times 100\%$$

消耗 0.1mol/L 硫代硫酸钠液若为 3.8～2.8mL 时，则本品含量符合药典规定(为标示量的 95.0%～105.0%)。

【仪器与试药】

WZZ-1 自动指示旋光仪；阿培氏折光仪；pH 酸度计；纳氏比色管；紫外分光光度计；10%葡萄糖注射液。

【注意事项】

1. pH 值测定时，每次在更换标准缓冲液或供试液前，应用纯化水充分洗涤电极，然后将水吸尽，也可用所换的标准缓冲液或供试液洗涤。配制标准缓冲液与溶解供试品的水，应是新沸过的冷纯化水，其 pH 值应为 5.5～7.0。

2. 旋光仪接通电源后需预热 5～20min。每次测定前后应用溶剂做空白校正。配制溶液及测定时，均应调节温度至 20℃±0.5℃(除另有规定外)。供试溶液应澄清，如显浑浊或含有混悬的小粒，应预先滤过，并弃去初滤液。旋光管装样时应注意光路中不应有气泡，使用后应立即洗净晾干，切勿用刷子刷，也不能用高温烘烤。

3. 测定折光率时，先用水校正折光计读数，注意刻度尺读数方向。水的折光率 20℃时为 1.3330，25℃时为 1.3325，40℃时为 1.3305。折光计棱镜不得接触强酸、强碱等腐蚀性液体，也不能用硬物擦镜面。使用完毕后，用少量水冲洗棱镜，并擦干水迹。若液体折光率读数不在1.3～1.7之间，则不能用阿培氏折光计测定。

4. 标示量，即规格量，处方量——表示单位制剂内（例如每片、每丸、每毫升、每瓶等）所含主药的量。配制供试液后，安静置10min，以达到平衡后才能测定。10%和5%的葡萄糖注射液无需稀释，可以直接取样测定。

【思考题】

1. 折光法、快速法、比旋光法的结果高还是低？试分析其原因？
2. 该旋光法能否适用于葡萄糖氯化钠注射液中葡萄糖的分析？为什么？

实验十五　差示分光光度法测定维生素 B_1 片剂的含量

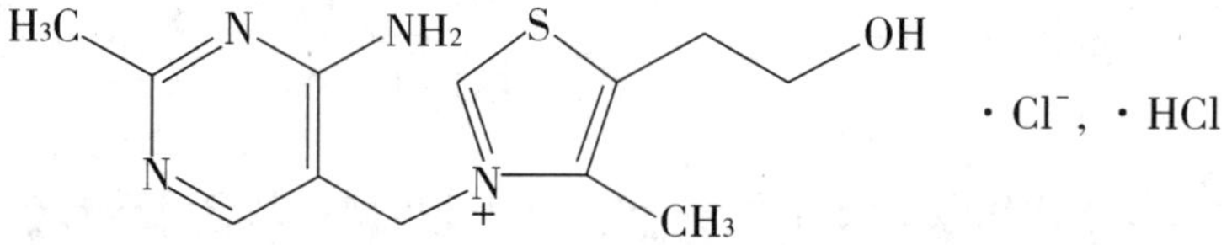

[$C_{12}H_{17}ClN_4OS \cdot HCl$，337.27]

维生素 B_1

Vitamin B_1

[化学名称] 3-[(4-氨基-2-甲基-5-嘧啶基)-甲基]-5-(2-羟乙基)-4-甲基氯化噻唑盐酸盐，又名盐酸硫胺；

[理化性质] 白色针状结晶粉末，有微弱的类似米糠的气味，味苦，对热稳定（170℃），易溶于水，微溶于乙醇，不溶于苯和乙醚；mp：246℃～250℃。

【实验目的】

1. 掌握差示分光光度法消除可能存在干扰的原理；
2. 熟悉 ΔA 法的基本测定方法。

【实验原理】

差示分光光度法（简称 ΔA 法），既保留了通常的分光光度法简易快速、直接读数的优点，又无需事先分离，并能消除干扰。其原理为在两种不同的pH介质中若经适当的化学反应后，供试品中待测组分发生了特征性的光谱变化，而赋形剂或其他共存物则不受影响，光谱行为不发生变化，从而消除了它们的干扰。在测定时，取两份相等的供试溶液，经不同的处理(如：调节不同的 pH 值或加入不同的反应试剂)后，一份置样品池中，另一份置参比池中，于适当的波长处，测其吸收度的差值(ΔA 值)，根据标准曲线或 $\Delta E_{1cm}^{1\%}$ 值计算出组分的含量。

【实验步骤】

1. 测定波长的选择

精密称取维生素 B_1 100mg，用水溶解并稀释成 100mL。精密量取 2.0mL 二份，分别用缓冲液(pH＝7.0)和盐酸液(pH＝2.0)稀释成 100mL(浓度为 0.002%)。以相应溶剂为空白，测定紫外吸收光谱再将前者放于参比池，后者放于样品池，绘制差示吸收光谱。差示光谱图表明在 247nm 处有最大差示吸收值(ΔA)。确定 247nm 为测定波长。所给测定波长仅供参考，可照“测定波长的选择”项下自行测定。

2. 标准曲线绘制

精密称取干燥至恒重的维生素 B_1 100mg，置 100mL 量瓶中，用水溶解并稀释至刻度，摇匀，作为贮备液，精密量取 1.0、1.5、2.0、2.5、3.0mL 贮备液各二份，分别置 100mL 量瓶中。一份用缓冲液稀释至刻度；另一份用盐酸液稀释至刻度，摇匀，取上述五组浓度相同、pH 不同的溶液，在 247nm 处分别测定差示吸收值(ΔA)。以浓度 C 为横坐标，以差示吸收值 ΔA 为纵坐标绘制标准曲线。本实验线性范围为 10～30μg/mL，其回归方程：$\Delta A=0.002+0.0213C$，$r=0.9996$。

3. 样品的测定

取本品 20 片，精密称定，研细。精密称取适量粉末，(约相当于维生素 B_1 50mg)，置 50mL 量瓶中，加水溶解并稀释至刻度，摇匀，过滤，弃去初滤液。精密量取续滤液 2.0mL 二份，分别置 100mL 量瓶中，分别用缓冲液和盐酸液稀释至刻度，摇匀。将前者置参比池中，后者置样品池中。在 247nm 波长处测定差示吸收值。由标准曲线求得维生素 B_1 浓度，计算维生素 B_1 片含量(标示量的百分数)。

【仪器与试药】

1. 缓冲液(pH＝7.0)：取磷酸二氢钾 0.68g，加氢氧化钠(0.1mol/L)29.1mL，用水稀释至 100mL，即得。

2. 盐酸液(pH＝2.0)：取盐酸 9mL，加水稀释成 100mL。取 10mL，加水稀释成 1000mL，即得。

【思考题】

1. 差示分光光度法含量测定的原理和方法。
2. 试述差示分光光度法如何消除干扰物的影响。
3. 什么样的药物方可用不同 pH 条件下的差示分光光度法测定其含量？
4. 差示分光光度法与直接紫外法比较，在准确性、方法选择上有何不同？

实验十六　三点校正法测定维生素制剂中维生素 A 的含量

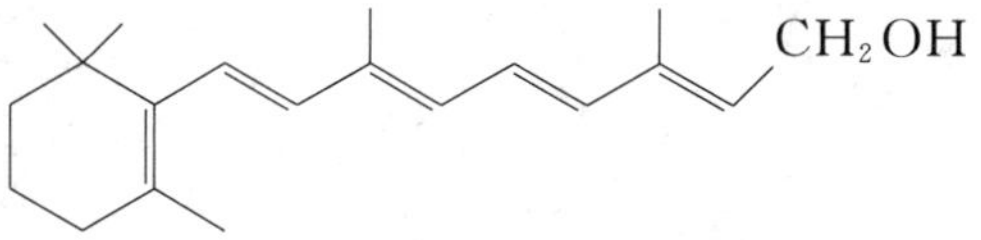

[$C_{20}H_{30}O$,286.44]

维生素 A

Vitamin A

[化学名称] (全-E 型)-3,7-二甲基-9-(2,6,6-三甲基-1-环己烯-1-基)-2,4,6,8-壬四烯-1-醇;

[理化性质] 维生素 A_1 是一种脂溶性黄色片状结晶,mp:62℃～64℃;维生素 A_2 是金黄色油状物,mp:28℃～29℃;溶于乙醇,易溶于乙醚、三氯甲烷、丙酮和油脂中。

【实验目的】

掌握用分光光度法测定维生素 AD 胶丸中维生素 A 含量的基本原理和操作方法。

【实验方法】

取胶丸 20 粒,切开丸壳,用环己烷少量多次洗涤,至内容物全部洗出,合并洗液至 100mL 量瓶,用环己烷稀释至刻度。取上述溶液 5mL 至 25mL 量瓶中,用环己烷稀释至刻度。再取上述溶液 0.8mL 至 25mL 量瓶中,用环己烷稀释至刻度。即制成每 1mL 中含 9～15 单位的溶液,照分光光度法测定吸收峰的波长,并在下列各波长处测定吸收度。计算各吸收度与波长 328nm 处吸收度的比值和波长 328nm 处的 $E_{1cm}^{1\%}$ 值。

波长(nm)	吸收度比值
300	0.555
316	0.907
328	1.000
340	0.811
360	0.299

如果吸收峰波长在 326～329nm 之间,且所测得各波长吸收度比值不超过表中规定的 ±0.02,可用下式计算含量:

$$每 1 克供试品中含维生素 A 的单位数 = E_{1cm(328nm)}^{1\%} \times 1900$$

如果吸收峰波长在 326～329nm 之间,但所测得的各波长吸收度比值超过表中规定的

±0.02，则按下式求出校正后的吸收度值。然后再计算含量。

$$A_{328(校正)} = 3.52 \times (2A_{328} - A_{316} - A_{340})$$

如果校正吸收度与未校正吸收度相差不超过±3%，则不用校正吸收度，仍以未经校正的吸收度计算含量。

如果校正吸收度与未校正吸收度相差在－15%至＋3%之间，则以校正吸收度计算含量。

如果校正吸收度超过未校正吸收度的－15%或＋3%，或者吸收峰波长不在326～329nm之间，则供试品须按下述方法测定。

精密称取供试品适量（约相当于维生素A总量500单位以上重量不多于2g），置皂化瓶中，加乙醇30mL与50%（g/g）氢氧化钾溶液3mL，置水浴中煮沸回流30min。冷却后自冷凝管顶端加水10mL冲洗冷凝管内部，将皂化液移至分液漏斗中（分液漏斗活塞涂以甘油淀粉润滑剂）。皂化瓶用水60～100mL分数次洗涤，洗液并入分液漏斗中，用不含氧化物的乙醚振摇提取4次，每次振摇约5min，第一次60mL，洗涤应缓缓旋动，避免乳化。直至水层遇酚酞指示液不再显红色。乙醚液用铺有脱脂棉与无水硫酸钠的滤器滤过，滤器用乙醚洗涤，洗液与乙醚液合并，放入250mL量瓶中，用乙醚稀释至刻度，摇匀，精密量取适量，置蒸发器内，在水浴上低温蒸发至1mL后，置减压干燥器中，抽干，迅速加异丙醇溶解并稀释成每1mL中含9～15单位维生素A，照分光光度法在300nm，310nm，325nm及334nm四个波长处测定吸收度。并测定吸收峰的波长，吸收峰的波长应在323nm～327nm间，且300nm波长处的吸收度与325nm波长处的吸收度的比值应不超过0.73，按下式的计算校正吸收度：

$$A_{325(校正)} = 6.815A_{325} - 2.555A_{310} - 4.260A_{334}$$

每1g供试品中含维生素A的单位数$= E_{1cm(325nm校正)}^{1\%} \times 1830$

如果校正吸收度在未校正吸收度的±3%以内，则仍以未经校正的吸收度计算含量。

根据测定结果计算出每丸含维生素A相当于标示量的百分率。药典规定每丸含维生素A应为标示量的90%以上。

【注意事项】

1. 维生素A分子中具有多烯共轭体系结构，在325～328nm之间有选择性的吸收，可用分光光度法测定含量。维生素AD胶丸中以维生素A的含量为主（维生素A的单位是维生素D的10倍），故药典中控制维生素A的含量。

维生素A的含量用单位表示，每单位相当于0.344μg的全反式维生素A醋酸酯或0.3μg的全反式维生素A醇。

2. 由于维生素A制剂中含有稀释用油和维生素A原料中混有的其他杂质，所测得的吸收度不是维生素A独有的吸收。在实验规定的条件下，非维生素A物质的无关吸收所引入的误差可以用校正公式校正，以便得到正确结果。

校正公式采用三点法，除其中一点是在吸收峰波长处测得外其他两点分别在吸收峰两侧的波长处测定。因此仪器波长若不够准确时，即会有较大误差，故在测定前，应校正仪器波长。

3. 剪胶丸所用的剪刀用前应用乙醚洗净，剪刀上黏附的内容物用乙醚洗入容器中。

4. 维生素 A 遇光易氧化变质，故测定中所用乙醚，必须不含过氧化物，操作应在半暗室中尽快进行。

【思考题】

1. 计算式中 1900 的物理含义是什么？如何导出的？
2. 如何确定取样量？

实验十七 甲睾酮片含量均匀度的测定

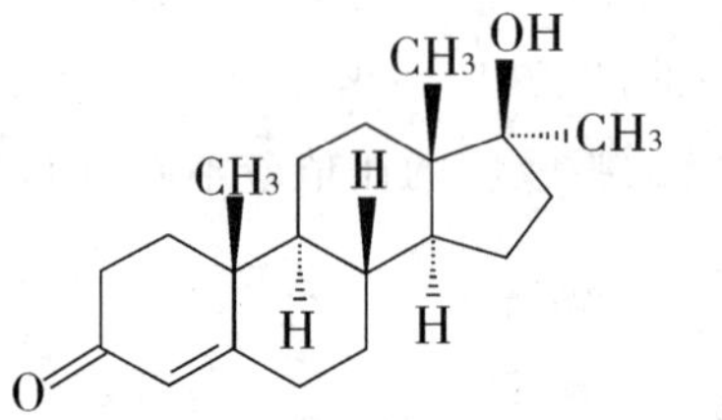

[$C_{20}H_{30}O_2$，302.45]

甲睾酮

17 – Methyltestosterone

[化学名称] 17α -甲基- 17β -羟基雄甾- 4 -烯- 3 -酮；

[理化性质] 又称甲基睾丸素。白色或乳白色结晶性粉末，无臭，无味，不溶于水，易溶于乙醇、丙酮、氯仿；mp：162℃～168℃；$[\alpha]_D^{20}$：+79°(C=1，乙醇)。

【实验目的】

1. 掌握含量均匀度检查法及结果判定要求；
2. 掌握分光光度法测定药物含量的基本方法。

【实验原理】

对一些一次性用药，一些治疗量与极量接近、剂量小而作用强或含量稍有变化即能引起副作用的药物，剂量的准确与均匀将影响用药安全有效。因此，控制制剂的含量均匀度已日益引起各国的重视。应进行含量均匀度检查的品种收载原则：①主药含量少（5mg 以下）辅料多，药物少，分散性差，难混匀或不易用装量差异检查者。②药效作用剧烈或安全范围小者。③有可行的分析方法者。④剂型为片剂、注射用灭菌粉末、胶囊剂和膜剂等剂型。

含量均匀度系指小剂量口服固体制剂、粉雾剂或注射用无菌粉末中的每片（个）含量偏离标示量的程度。除另有规定外，片剂、胶囊剂或注射用无菌粉末，每片（个）标示量小于10mg 或主药含量小于每片（个）重量 5%者；其他制剂，每个标示量小于 2mg 或主药含量小于每个重量 2%者，均应检查含量均匀度。复方制剂仅检查符合上述条件的组分。凡检查含量均匀度的制剂，不再检查重（装）量差异。

除另有规定外，取供试品 10 片（个）。照各药品项下规定的方法，分别测定每片以标示量为 100 的相对含量 X，求其均值 $\overline{X}$ 和标准差 S：

$$S=\sqrt{\frac{\sum(X-\overline{X})^2}{n-1}}$$

以及标示量与均值之差的绝对值 A（$A=|100-\overline{X}|$）；如 $A+1.80S\leqslant 15.0$，即供试品的含量均匀度符合规定；若 $A+S>15.0$，则不符合规定；若 $A+1.80S>15$，且 $A+S\leqslant 15.0$，则应另取 20 片（个）复试。根据初、复试结果，计算 30 片（个）的均值 $\overline{X}$、标准差 S 和标示量与均值之差的绝对值 A；如 $A+1.45S\leqslant 15.0$，即供试品的含量均匀度符合规定；若 $A+1.45S>15.0$，则不符合规定。

如该药品项下规定含量均匀度的限度为±20%或其他值时，应将上述各判断式中的 15.0 改为 20.0 或其他相应的数值，但各判断式中的系数不变。

【仪器与试剂】

紫外-可见分光光度计；50mL 量瓶；无水乙醇；甲睾酮片。

【实验方法】

取本品 1 片（5mg/片），置于 50mL 量瓶中，加无水乙醇适量，振摇使甲睾酮溶解，并用无水乙醇稀释至刻度，摇匀，滤过。精密量取续滤液 5mL，置于另一 50mL 量瓶中，加无水乙醇稀释至刻度，摇匀，照分光光度法，在 240nm 波长处测定吸收度，按 $C_{20}H_{30}O_2$ 的吸收系数 $E_{1cm}^{1\%}$ 为 540 计算含量。

甲睾酮片含量应为标示量的 90.0%～110.0%。

$$甲睾酮标示量百分含量=\frac{\frac{A}{540}\times\frac{1}{100}\times D}{0.005}\times 100\%$$

式中：A 为测得的吸收度；

　　D 为稀释倍数；

0.005 为甲睾酮片标示量（0.005g/片）。

【注意事项】

1. 10个同学一组，每人测定一片，将测定数据集合起来处理。

2. 取1片置于50mL量瓶中，加无水乙醇适量，必须振摇使甲睾酮完全溶解后，再稀释至刻度。

【思考题】

1. 为什么需要对甲睾酮片进行含量均匀度检查？

2. 是否所有片剂都需要进行含量均匀度检查？

3. 含量均匀度检查用于何种规格的剂型？

实验十八　荧光分光光度法测定吡哌酸片的含量

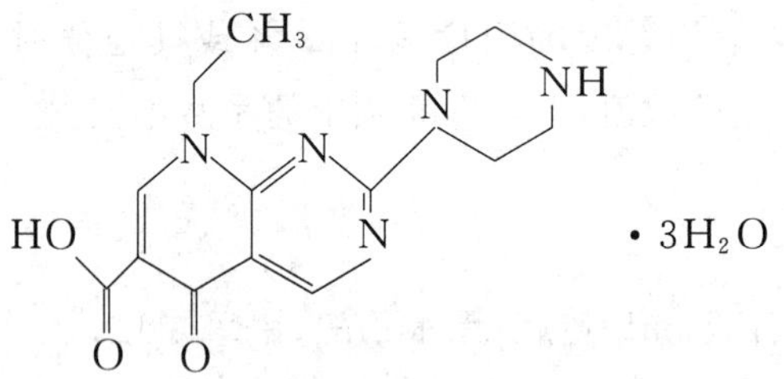

[$C_{14}H_{17}N_5O_3 \cdot 3H_2O$,357.37]

吡哌酸

Pipemidic Acid

[化学名称] 8-乙基-5-氧代-5,8-二氢-2-(1-哌嗪基)吡啶并[2,3-d]嘧啶-6-羧酸三水合物；

[理化性质] 微黄色或淡黄色结晶性粉末；无臭，味苦；mp:251℃～256℃，熔融的同时分解。

【实验目的】

1. 学习F-2500型荧光分光光度计的使用方法；

2. 掌握荧光分光光度法测定药物含量的基本方法。

【实验原理】

吡哌酸为喹诺酮类药物，在 0.5mol/L 溶液中有荧光发生，且荧光强度与吡哌酸浓度成正比，因此可以用荧光分光光度法测定其含量。

【仪器与试药】

F－2500 型荧光分光光度计；吡哌酸原料及吡哌酸片，0.5mol/L HAc 溶液。

【实验步骤】

1. 吡哌酸荧光光谱绘制

取吡哌酸对照品约 0.01g，精密称定，置于 100mL 量瓶中，用 0.01mol/L 盐酸溶解后加水至刻度，摇匀，作为储备液。精密量取储备液 0.4mL 置于 50mL 量瓶中，加 0.5mol/L HAc 液至刻度，摇匀，在荧光分光光度计上扫描吡哌酸的激发光谱和发射光谱，最大激发波长 $Ex=323$nm，最大发射波长 $Em=447$nm。

2. 标准曲线制作

精密量取储备液 0.1、0.2、0.4、0.6、0.8mL 分别置于 50mL 量瓶中，加 0.5mol/L HAc 液至刻度，摇匀，在 $Ex=327$nm，$Em=446$nm 处测定荧光强度，并建立标准曲线。

3. 吡哌酸片含量测定

取吡哌酸片 20 片，精密称定，研细。精密称取约相当于 0.05g 吡哌酸的片粉置于 200mL 量瓶中，加 0.01mol/L 盐酸 10mL 充分振摇，待吡哌酸溶解后，加水稀释至刻度，摇匀，滤过，精密量取续滤液 0.5mL 置于 100mL 量瓶中，加 0.5mol/L HAc 液至刻度，摇匀。在 $Ex=327$nm，$Em=446$nm 测定荧光强度。根据标准曲线计算吡哌酸片标示量的百分含量：

$$\text{吡哌酸标示量的百分含量}=\frac{C\times \mathrm{D}\times \overline{W}}{W\times \text{标示量}}\times 100\%$$

式中：C 为吡哌酸浓度(g/mL)；

W 为取样量，$\overline{W}$为平均片重；

D 为稀释倍数：

$$\mathrm{D}=\frac{100}{0.5}\times 200$$

【注意事项】

自然界中干扰荧光的物质较多，为避免干扰，配制溶液的水应为重蒸水，玻璃仪器必须高度洁净。

【思考题】

1. 干扰荧光分光光度法测定的因素有哪些？
2. 应如何确定被测物的激发和发射波长？

实验十九　气相色谱法测定维生素 E 片的含量

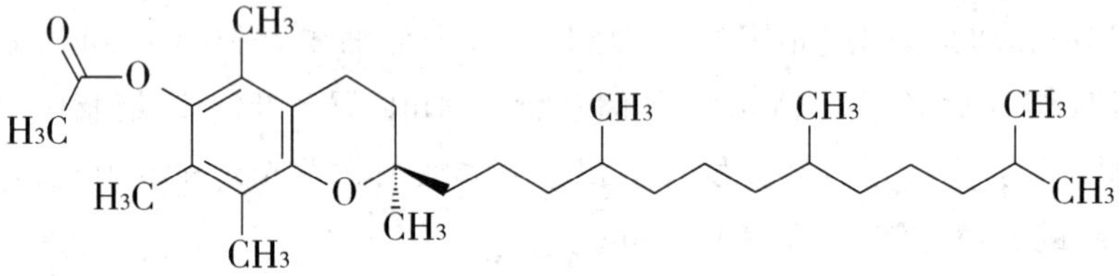

[$C_{31}H_{52}O_3$，472.75]

维生素 E

Vitamin E

[化学名称](±)-2,5,7,8-四甲基-2-(4,8,12-三甲基十三烷基)-6-苯并二氢吡喃醇醋酸酯；

[理化性质]微黄色或黄色透明的黏稠液体；几乎无臭；遇光色渐变深，在无水乙醇、丙酮、乙醚或石油醚中易溶，在水中不溶；折光率：1.494～1.499；$E^{1\%}_{1cm(284nm)}$：41.0～45.0(无水乙醇中)。

【实验目的】

1. 掌握气相色谱法测定的原理与方法；
2. 掌握维生素 E 含量的操作条件及要点。

【实验方法】

1. 含量测定

采用气相色谱法(Ch.P 二部附录Ⅴ E)。色谱条件与系统适用性试验：以硅酮(OV-17)为固定相，涂布浓度为 2%；柱温为 265℃。理论板数按维生素 E 峰计算应不低于 500，维生素 E 峰与内标物质峰的分离度应大于 2。

2. 校正因子测定

取正三十二烷适量，加正己烷溶解并稀释成每 1mL 中含 1.0mg 的溶液，摇匀，作为内标溶液。另取维生素 E 对照品约 20mg，精密称定，置棕色具塞锥形瓶中，精密加入内标溶液

10mL，密塞，振摇使溶解，取 1～3μL 注入气相色谱仪，计算校正因子。

3. 测定法

取本品约 20mg，精密称定，置棕色具塞锥形瓶中，精密加入内标溶液 10mL，密塞，振摇使溶解，取 1～3μL 注入气相色谱仪，测定，计算，即得。

【思考题】

1. 气相色谱测定维生素 E 含量时为什么使用内标法？
2. 试述气相色谱法的特点及分析适用范围。
3. 维生素 E 含量测定的其他方法有哪些？各有什么特点？

实验二十　高效液相色谱外标分析法测定头孢拉定胶囊的含量

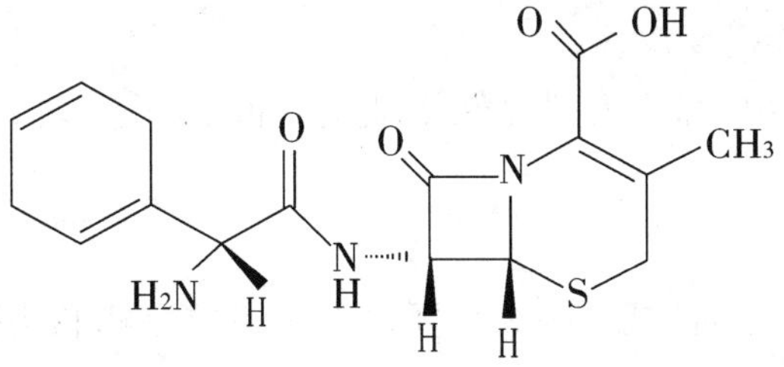

[$C_{16}H_{19}N_3O_4S$，349.40]

头孢拉定

Cefradine

[化学名称](6R，7R)-7-[(R)-2-氨基-2-(1，4-环己烯基)乙酰氨基]-3-甲基-8-氧代-5-硫杂-1-氮杂双环[4，2，0]辛-2-烯-2-羧酸；

[理化性质]白色或类白色结晶性粉末；微臭，易溶于水、甲醇、丙二醇，难溶于丙酮，不溶于酯、氯仿和醚；mp：140℃～142℃(分解)。

【实验目的】

掌握高效液相色谱外标法测定药物的基本原理、操作及注意事项。

【实验步骤】

本品为头孢拉定的胶囊剂，含头孢拉定($C_{16}H_{19}N_3O_4S$)应为标示量的 90.0%～110.0%。

1. 色谱条件与系统适用性试验

用十八烷基硅烷键合硅胶为填充剂；水-4%醋酸溶液-3.86%醋酸钠溶液-甲醇(682：

3∶15∶300)为流动相;流速为每分钟 1.0mL;检测波长为 254nm。取头孢拉定对照品溶液 10 份和头孢氨苄对照品贮备液(0.4mg/mL)1 份,混匀,取 10μL 注入色谱仪测定,头孢拉定峰和头孢氨苄峰的分离度应符合规定。理论塔板数按头孢拉定峰计算应不低于 2500。

2. 对照品溶液的制备

取头孢拉定对照品适量(相当于头孢拉定约 35mg),精密称定,置 50mL 容量瓶,加水约 6mL,置超声波浴中使溶解,再加流动相稀释至刻度,摇匀。

3. 测定法

取装量差异项下的内容物,混合均匀,精密称取细粉适量(相当于头孢拉定 70mg),置 100mL 容量瓶中,加流动相[水-4%醋酸溶液-3.86%醋酸钠溶液-甲醇(682∶3∶15∶300)]70mL,置超声波浴中 15min,再振摇 10min,使头孢拉定溶解,再加流动相稀释至刻度,摇匀,用 0.45μm 孔径滤膜滤过,精密量取续滤液 10μL,取 20μL 注入液相色谱仪,记录色谱图;另取头孢拉定对照品溶液同法测定作对照,计算出供试品中 $C_{16}H_{19}N_3O_4S$ 的含量。

【注意事项】

1. 高效液相色谱法的流动相在不同的仪器上使用时得到的色谱图略有差异。因此上述方法规定的流动相可能需要调整。

2. 超声波提取过程中时常有发热现象,因此,宜加入少许冰块。

【思考题】

1. 色谱条件与系统适用性试验中为何要确定头孢拉定峰和头孢氨苄峰的分离度?什么是装量差异?

实验二十一　高效液相色谱内标与外标法测定氯霉素眼药水的含量

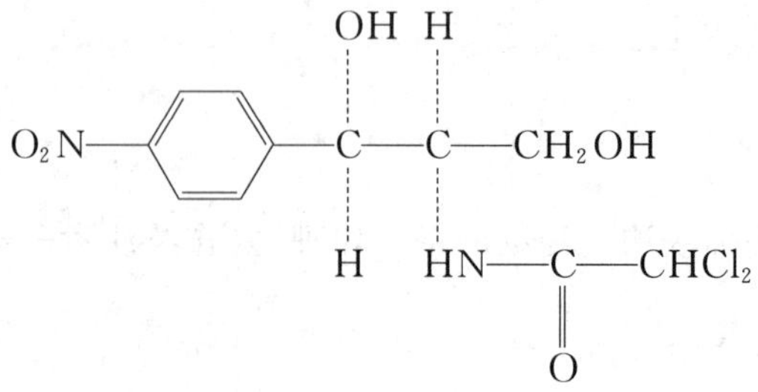

[$C_{11}H_{12}Cl_2N_2O_5$,323.13]

氯霉素

Chloroamphenicol

［化学名称］D-苏式-(-)-N-[α-(羟基甲基)-β-羟基-对硝基苯乙基]-2,2-二氯乙酰胺；

［理化性质］白色或微黄色针状或长片状结晶，味苦，微溶于水，易溶于甲醇，乙醇，丙二醇，醋酸乙酯；mp：149℃～153℃。

【实验目的】

1. 学习外标法和内标法测定组分的含量；
2. 了解高效液相色谱仪的结构和正确使用。

【实验原理】

内标物可以消除仪器与操作或制备样本时带来的误差，精密称取样品后，加入一定量的内标物，然后制成适当的溶液进样分析。根据样品和内标物的重量及其相应的峰面积比，求出某组分的含量。

外标法又称校正法或定量进样。本法要求能准确的定量进样。配制一系列已知浓度的标准液，在同一操作条件下，按同量注入色谱仪，测量其峰面积（或峰高），作峰面积（或峰高）与浓度的标准曲线。然后在相同的条件下，注入同量样品溶液，测量待测组分的峰面积（或峰高），根据标准曲线，计算样品中待测组分的浓度。

【实验方法】

1. 实验条件

柱：ODS(15cm×5mm)；温度：室温；流动相：内标法：甲醇-水（60∶40)；外标法：甲醇-水（80∶20)；流速：0.7mL/min；检测器：0.04aufs；记录器：满标量程1mV；纸速：4mm/min。

2. 标准贮备液的制备

(1)1mg/mL氯霉素标准贮备液的配制

精密称取氯霉素100mg至100mL容量瓶中，以甲醇溶解，并稀释至刻度。

(2)2mg/mL对硝基苯酚（内标）标准液的制备

精密称取对硝基苯酚约200mg，置100mL量瓶中，以甲醇稀释，并稀释至刻度。

3. 内标法测定氯霉素的含量

(1)相对校正因子的测定

分别精密称取对硝基苯酚标准贮备液各2.5μL，置5个10mL容量瓶中，再分别精密加入氯霉素标准贮备液1.0、2.0、3.0、4.0、5.0mL用甲醇稀释至刻度，摇匀。色谱仪基线平稳后，分别进样0.5μL得色谱图。测量对硝基苯酚及氯霉素峰面积或峰高，按公式计算相对校正因子：

$$f_{1内标}=\frac{\dfrac{W_1}{A_i}}{\dfrac{W_{内标}}{A_{内标}}} \quad 或 \quad f_{1内标}=\frac{\dfrac{W_1}{h_1}}{\dfrac{w_{内标}}{h_{内标}}}$$

式中：W_1——氯霉素重量；

$W_{内标}$——对硝基的重量；

$Ai(hi)$——氯霉素的峰面积(峰高)；

$A_{内标}(h_{内标})$——对硝基苯酚的峰面积(峰高)。

本实验中，由于峰形较窄，可采用峰高法。

(2)样品含量测定

精密吸取眼药水适量(约相当于氯霉素 5.0mg，标示量为 2.5mg/mL)，置 10mL 容量瓶中，并加入对硝基苯酚的贮备液 2.5mL，用甲醇稀释至刻度，摇匀，进样 0.5μL，得色谱图。按下式计算标示量的百分含量：

$$标示量\% = \frac{W_1}{W} \times 100\% = \frac{h_i}{h_{内标}} \times \frac{W_{内标}}{W_{样}} \times f_{i内标} \times 100\%$$

4. 外标法测定氯霉素的含量

(1)标准曲线的制备

分别吸取氯霉素标准贮备液各 1.0、2.0、3.0、4.0、5.0mL，置 10mL 容量瓶中，甲醇稀释至刻度，各进样 0.5μL，以峰高对浓度作图，得标准曲线。

(2)样品测定

精密称取眼药水适量(约相当于氯霉素 2.5mg)置 10mL 容量瓶中，用甲醇稀释至刻度，摇匀，进样 0.5μL，得色谱图、根据峰高从标准曲线上查得相应的浓度，并计算标示量的百分含量。

【思考题】

1. 内标法和外标法定量的原理、方法和特点。内标物应具备哪些条件？

2. 由于操作不当，系统中混入了气泡，则对测定有什么影响？如何排除这些气泡？

3. 怎样选择流动相？流动相中水的作用？变换溶剂时直接将一种不互溶的溶剂替换前一种溶剂时，对色谱行为有何影响？如何消除这种影响？

4. 如何保证进样的准确性？

第二章　体内药物分析

实验一　紫外分光光度法测定氨茶碱的血药浓度

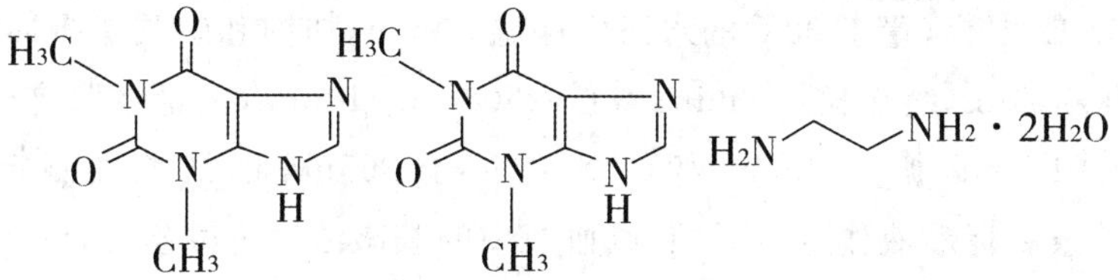

[$C_{16}H_{24}N_{10}O_4 \cdot 2H_2O$,420.43]

氨茶碱

Aminophylline

[化学名称] 1,3-二甲基-3,7-二氢-1H-嘌呤-2,6-二酮-1,2-乙二胺盐二水合物;

[理化性质] 白色或淡黄色颗粒或粉末,易溶于水,不溶于乙醇或乙醚。露置空气中逐渐吸收二氧化碳气体而分解成茶碱;mp:269℃～274℃。

【实验目的】

1. 掌握液-液萃取方法处理血液样本的原理与方法;
2. 熟悉紫外分光光度法测定血浆中茶碱浓度的方法。

【实验原理】

氨茶碱为茶碱和乙二胺的缩合物,在体内起治疗作用的是茶碱。血液样本中的茶碱在微酸性溶液中可被氯仿定量提取,提取的同时血清蛋白沉淀,分取氯仿液,用碱溶液进行反萃取,在 265nm 处测定碱溶液中的茶碱浓度。

【仪器与试药】

紫外分光光度计,离心机,涡动混合器,具塞离心管;氯仿,pH 为 5.0 的磷酸盐缓冲液(饱和磷酸氢二钠溶液适量,加饱和磷酸二氢钠溶液至 pH=5.0),0.1mol/L NaOH 溶液。

【实验步骤】

1. 肝素抗凝试管的制备

将 12500 单位的肝素用生理盐水稀释至 10mL。取稀释后的肝素溶液 0.1mL 置于 5mL

或 10mL 试管中，转动试管，使肝素溶液均匀涂布在试管内壁，80℃～100℃干燥。

2. 家兔给药及取血

取体重约 3kg 的健康家兔，给药前禁食 8～12h，按 15mg/kg 剂量由耳静脉缓缓注射氨茶碱。给药后 5、15、30min 和 1、2、4h，取静脉血 2mL，置于抗凝试管中，缓缓转动试管，避免血液凝固，离心分离血浆。

3. 氨茶碱标准溶液制备

取氨茶碱约 50mg，精密称定，置于 100mL 量瓶中，加水溶解后，摇匀，作为储备液。精密量取储备液适量，加水制成 5、12.5、25、50、100μg/mL 的标准液，精密吸取标准液 0.2mL，加空白血清 0.5mL，混合，置于 38℃的水浴中保温 30min，加饱和磷酸盐缓冲液 0.5mL，5%异丙醇氯仿混合液 7mL，缓缓振摇 5min，离心（2500rpm）10min，定量吸取有机相 5.0mL，加盐酸液（1mol/L）4.0mL 振摇 2min，离心，取酸层于 265nm 的波长处测定吸收度，并以 0.2mL 的水代替茶碱标准液作空白对照；以血清中的茶碱浓度为横坐标，以相应的吸收度为纵坐标绘制工作曲线或计算回归方程。

4. 血浆样本测定

分别取空白血浆及血浆样品 0.5mL，加水 0.2mL，按工作曲线项下，自"加饱和磷酸盐缓冲液 0.5mL……"起，依法操作，测定，测得的吸收度按工作曲线计算出供试血浆样本中茶碱浓度。

【注意事项】

1. 用氯仿振摇提取勿过于激烈，以防乳化。
2. 分取氯仿液时应先用滴管吸取上层水相，弃之，然后用定量吸耳球吸取氯仿液。

【思考题】

1. 比较体内药物测定中"一次提取"与"二次提取"的优缺点。
2. 为什么用分光光度法测定体内药物常采用二次提取？

【附注】

1. 家兔的给药方法

(1)静脉注射

先在兔耳静脉处剪毛，用 75%酒精涂擦注射部位；以左手食指放在兔耳下作垫，并以拇指压着耳边缘部分，右手持注射器，从静脉末端向心方向刺入血管约 1cm，推动针栓注药。注毕，用药棉压住针眼，拔出针头，继续轻压数分钟，以防流血。

(2)肌肉注射

2 人协作，1 人用手固定家兔，另 1 人右手持注射器，与肌肉（两侧臂部或股部）成 600角，1 次刺入肌肉中，少许回抽针栓（检查有否刺入血管），若无回血，则可注入药物。

(3)口服药片

3 人协作，一人用两根线绳分别将兔子上下牙拉开，另一人把住兔子的四肢，第三人一只手把住兔耳，使家兔口腔与食道成一直线，另一只手用中号镊子夹取药片沿颈向食管插入，此时感觉阻力消失，放松药片，取出镊子，用 20mL 水冲服下。

2. 家兔的取血方法

耳静脉取血法：用固定架固定家兔。在兔耳静脉处去毛，用酒精棉球擦洗，再用手指弹打耳根部，使局部充血。用 5～8 号针头，在离耳根约 1cm 处，由耳尖方向刺入静脉 1cm 左右，抽动针栓或拔针后滴血收集，或置灯泡下烤至静脉血管扩张后，用手术刀在耳缘静脉基部切开一小口(但不能将静脉管割断，否则会造成血管剧烈收缩，血液不能自然流出)，让血液自然流出收集，取血毕，用干棉球压住出血口数分钟即可止血。下次取血时，可从原进针处刺入，若原处肿胀，可向耳尖方向移 1cm 左右再进针。出现滴血太慢时，可用二甲苯涂擦兔耳，使其充血。

实验二　固相萃取-高效液相色谱法测定法莫替丁的血浆浓度

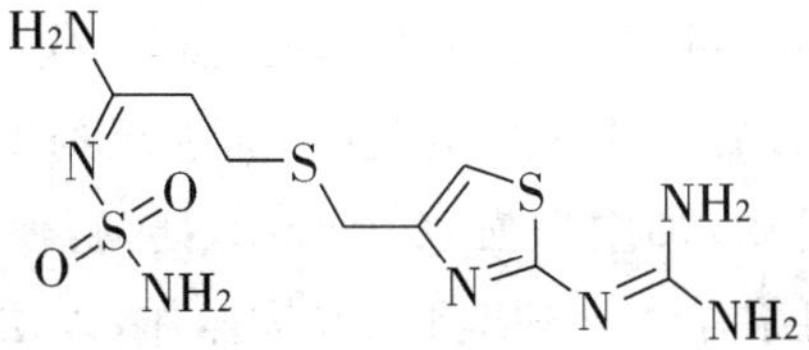

[$C_8H_{15}N_7O_2S_3$，337.45]

法莫替丁

Famotidine

[化学名称] 3 -[[[2 -[(二氨基亚甲基)氨基]- 4 -噻唑基]甲基]硫代]- N -氨磺酰基丙脒；

[理化性质] 白色或略呈黄白色结晶，无臭、味略苦。易溶于二甲基甲酰胺或冰醋酸，难溶于甲醇，极难溶于水、乙腈、无水乙醇或丙酮，在氯仿或乙醚中几乎不溶；mp：163℃～164℃。

【实验目的】

1. 学习固相萃取技术在生物样本处理中的应用；

2. 学习 HPLC 技术在体内药物分析中的应用。

【实验原理】

固相萃取是利用固体材料作为固定相，当含多组分的生物样品溶液通过时，固定相对各组分具有不同的亲和性，一些组分受到“分配”或“吸附”作用而滞留在固定相上，使用流动相冲洗时，由于流动相对各组分亲和性不同，遂按组分洗脱的难易，依次携带出柱，使被测组分与蛋白质等干扰组分分离，将需要测定的组分收集，浓缩后用高效液相色谱仪进行测定。

【仪器与试药】

高效液相色谱仪，C_8柱，10μm；柱温：35℃；流动相：乙腈-0.02mol/L 磷酸(10：90)；测定波长：265nm；固相萃取仪，Oasis HLB 固相萃取柱；乙腈，甲醇，氨水，醋酸，氮气。

【实验步骤】

1. 血浆样本处理

(1)萃取柱的处理：Oasis HLB 固相萃取柱用甲醇 1mL 活化后再用 1mL 水洗涤；

(2)上样：1mL 血浆上样；水 1mL(含 5%甲醇)冲洗，水-甲醇[80(含 2%氨水)：20]1mL 冲洗；

(3)洗脱：甲醇 2mL(含 2%醋酸)分两次过柱，收集洗脱液；

(4)浓集：60℃水浴中氮气吹干，残渣用 60μL 流动相溶解，取 20μL 进样。

2. 标准曲线

取法莫替丁约 10mg，精密称定，置于 50mL 量瓶中，用乙醇溶解后，加乙醇至刻度，摇匀，精密量取 1mL 置于 100mL 量瓶中，加水至刻度，摇匀，作为储备液。分别精密量取储备液 0.25、0.5、1.0、2.5、5.0mL 置于 10mL 量瓶中，加水至刻度，摇匀，作为标准液。精密量取标准液各 0.1mL 置于试管中，加空白血浆 0.9mL，摇匀，使法莫替丁血浆浓度分别为 5、10、20、50、100mg/mL，按“血浆样本处理”项下方法操作，以法莫替丁对照品峰面积对法莫替丁对照品浓度进行线性回归，建立回归方程。

3. 血浆样本测定

取空白及待测血浆样本各 1.0mL，按“血浆样本处理”项下方法操作，将测得的法莫替丁峰面积代入回归方程，计算血浆中法莫替丁浓度。

【注意事项】

萃取柱在使用前必须先活化处理。

【思考题】

1. 与液-液萃取相比，固相萃取有哪些优点？

2. 上样后用 1mL(含 5%甲醇)冲洗，水-甲醇[80(含 2%氨水)：20]1mL 冲洗的目的是什么？

实验三　高效液相色谱法测定血浆中阿司匹林的浓度

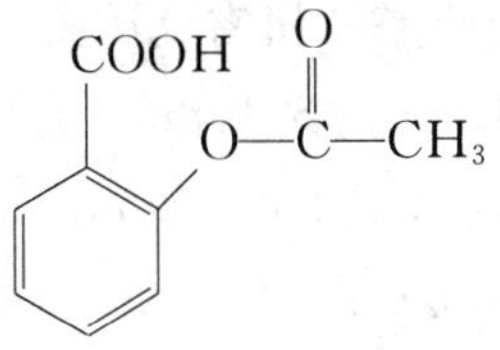

[$C_9H_8O_4$,180.16]

阿司匹林

Aspirin

[化学名称] 2-(乙酰氧基)苯甲酸;

[理化性质] 本品为白色结晶或结晶性粉末;无臭或微带醋酸臭,味微酸;遇湿气即缓缓水解;本品在乙醇中易溶,在三氯甲烷或乙醚中溶解,在水或无水乙醚中微溶;在氢氧化钠溶液或碳酸钠溶液中溶解,但同时分解;mp:135℃～138℃。

【实验目的】

1. 了解生物样品测定的过程;
2. 掌握阿司匹林血浆样品测定的方法和步骤。

【实验方法】

1. 标准溶液

阿司匹林标准溶液(100μg/mL):取阿司匹林对照品约 10mg,精密称定,置 100mL 量瓶中,以乙腈溶解,并稀释至刻度,摇匀,在 4℃保存备用。

邻甲基苯甲酸(内标)标准溶液(50μg/mL):取邻甲基苯甲酸对照品约 5mg,精密称定,置 100mL 量瓶中,以乙腈溶解,并稀释至刻度,摇匀,于 4℃保存备用。

2. 血浆样品的处理

用肝素化的试管收集志愿受试者的静脉血液,立即离心分取血浆,于－20℃以下低温保存,待测。

阿司匹林血浆样品处理:取冷冻的血浆样品在冰水浴中解冻,精密吸取 0.5mL 置 1.5mL 的离心管中,精密加入邻甲基苯甲酸标准溶液 100μL,加 0.5mol/L 盐酸 0.1mL 和乙腈 0.5mL,涡旋 1min,4℃放置 15min 后,4℃下 12000rpm 离心 10min,分取上清液 0.5mL,加氯化钠 0.1g,涡旋 5s,4℃静置 10min 后,12000rpm 离心 10min,分取上清液作为供试液。

3. 标准曲线

精密吸取市售空白血浆 0.5mL,分别置 1.5mL 离心管中,精密加入阿司匹林标准溶液适量,使阿司匹林的浓度分别为 0、1.0、2.0、4.0、10.0、20.0、40.0、100.0μg/mL。然后照

“血浆样品处理”项下方法，自“精密加入邻甲基苯甲酸内标溶液 100μg/mL”起，同法处理，并照“阿司匹林血药浓度测定法”测定。将阿司匹林与内标邻甲基苯甲酸的峰面积比，对血浆中阿司匹林的浓度进行线性回归，即得。

4. 阿司匹林血药浓度测定的回收率和精密度试验

精密吸取市售空白血浆 0.5mL，分别置 1.5mL 的离心管中，精密加入阿司匹林标准溶液适量，制成阿司匹林的浓度分别为 0.2、2.0、20.0μg/mL 的低、中、高浓度的血浆样品各 5 份。然后照“血浆样品处理”项下方法，自“加 0.5mol/L 盐酸 0.1mL”起，至“分取上清液 0.5mL”止，同法处理；再分别精密加入邻甲基苯甲酸标准溶液 100μL，加氯化钠 0.1g，涡旋 5s，4℃静置 10min 后，12000rpm 离心 10min，分取上清液作为低、中、高浓度的供试液。

另取水 0.5mL，分别置 1.5mL 离心管中，精密加入阿司匹林标准溶液适量，制成阿司匹林的浓度分别为 0.2、2.0 和 20.0μg/mL 的低、中、高浓度的对照品各 2 份。分别照上述步骤同样操作，分取上清液作为低、中、高浓度的对照液。

取供试液和对照液，照“阿司匹林血药浓度测定”项下的条件分别测定，按内标法，依不同浓度水平，分别以峰面积比进行计算，即得阿司匹林血浆样品测定低、中、高浓度的回收率和精密度，应符合规定。

5. 阿司匹林血药浓度测定

按照高效液相色谱法(Ch. P 版二部附录ⅤD)测定。

色谱条件与系统适用性试验：用十八烷基硅烷键合硅胶为填充剂；以 1%磷酸-乙腈(70∶30)为流动相；流速为 1mL/min；检测波长为 237nm。取空白样品和“标准曲线”项下的阿司匹林 20.0μg/mL 样品分别测定，阿司匹林与邻甲基苯甲酸的分离度应符合规定，理论板数按阿司匹林峰计算应不低于 3000；空白样品色谱中，在阿司匹林与邻甲基苯甲酸位置应没有干扰。

测定法：取阿司匹林血浆样品供试液 20μL，注入液相色谱仪，记录色谱图，按内标法，以标准曲线进行计算。

【仪器与试药】

高效液相色谱仪，C_{18}柱；流动相：1%磷酸-乙腈(70∶30)；测定波长：237nm；离心机；乙腈，盐酸，氯化钠；阿司匹林，邻甲基苯甲酸。

【思考题】

1. 本法血浆蛋白干扰的消除方法是什么？常用的其他方法有哪些？各有什么特点？
2. 阿司匹林血浆样品处理过程中加 0.5mol/L 盐酸 0.1mL 的目的是什么？
3. 实验中添加内标物邻甲基苯甲酸的目的是什么？
4. 回收率实验的目的和意义是什么？

实验四　荧光分光光度法测定血清中氯喹的浓度

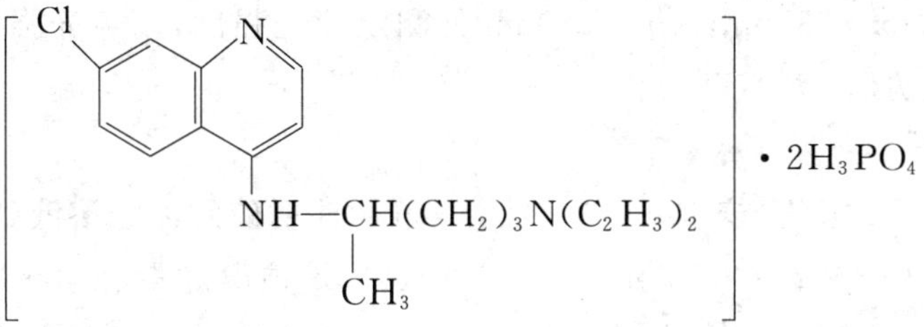

[$C_{18}H_{26}ClN_3 \cdot 2H_3PO_4$,515.87]

磷酸氯喹

Chloroquine Phosphate

[化学名称] N′,N′-二乙基-N4-(7-氯-4-喹啉基)-1,4-戊二胺二磷酸盐;

[理化性质] 本品为白色结晶性粉末,无臭,味苦;遇光渐变色;水溶液呈酸性反应。本品在水中易溶,在乙醇、氯仿、乙醚或苯中几乎不溶;mp:193℃～196℃,熔融的同时分解。

【实验目的】

1. 熟悉荧光分光光度法测定血清中氯喹的基本原理与方法;
2. 熟悉荧光分光光度计的基本操作;
3. 了解体液中氯喹测定的临床意义。

【实验原理】

氯喹主要用于控制疟病症状的发作并可根治恶性疟病,也可用于治疗阿米巴肝炎和肝脓肿以及某些自身免疫性疾病(如类风湿性关节炎,红斑狼疮等)。治疗血药浓度为0.01～0.10μg/mL,当用药剂量过大或疗程过长,血药浓度大于0.8μg/mL时,80%病人可出现不良反应,主要表现有头痛,头晕,耳鸣,烦躁,胃肠道反应,皮肤瘙痒,白细胞减少以及视力障碍等。因此,临床上常需对病人进行用药检测。

利用氯喹在碱性溶液中具有荧光,兔血清的氯喹经二氯甲烷、盐酸提取,然后在pH=9.5缓冲液中在λex—333nm、λem=380nm处进行分光光度法测定。

【实验步骤】

1. 标准曲线

取氯喹储备液适量,加0.1mol/L HCl稀释成1μg/mL氯喹标准溶液,分别取氯喹标准溶液 0.02、0.05、0.10、0.30、0.50mL 置于具塞试管中，加 0.1mol/L HCl 调整体积至 0.50mL，加兔血清 1mL，摇匀，加 0.50mol/L NaOH 溶液 1mL，1，2-二氯乙烷 6mL，振摇提取 10min，离心(3000rpm)，取有机层 4.0mL，置一具塞试管中，加 0.1mol/L HCl 5mL，振摇 2min，离心，取酸层 4.0mL 于另一试管中加 0.1mol/L NaOH 液 0.8mL，pH=9.5 缓冲液 1.0mL，摇匀，于 λex=333nm，λem=380nm 处测定荧光强度，用荧光强度对浓度绘制标准曲线，并求算回归方程。

2. 体内实验

取体重约 2.5kg 家兔，按 10mg/kg 剂量耳静脉注射磷酸氯喹溶液(20mg/mL)，分别于给药后 0.5、1、2、4、8、12、24、36、48、60、72、84、108h 颈静脉取血 2～3mL，离心，取血清 1mL，按标准曲线绘制项下进行分析，用 0.1mol/L HCl 0.5mL 代替氯喹标准溶液，根据测得的荧光强度，用标准曲线或回归方程求得氯喹的含量。

【仪器与试药】

LS-55 荧光分光光度计；磷酸氯喹：药用，上海十一制药厂；氯喹储备溶液：取磷酸氯喹适量，加 0.1mol/L HCl 溶液并配成浓度为 100μg/mL 的氯喹储备溶液，于冰箱中保存；1，2-二氯乙烷(AR)；3mol/L 磷酸缓冲液(pH=9.5)；盐酸(AR)；氢氧化钠(AR)；磷酸(AR)。

【注意事项】

1. 测定溶液的 pH 值对氯喹的荧光产率有影响，溶液 pH 值为 9.5～10 时，灵敏度为 pH=13 的 10 倍多，因此必须控制测定溶液的 pH 值为 9.5～10，当 pH 值大于 10 时，荧光明显的猝灭。

2. 用有机溶剂振摇提取药物 5min 即可达到平衡，为了保证提取率稳定，确定振摇提取时间为 10min。

3. 在本实验条件下，测定溶液的荧光强度在 24h 内保持稳定不变。

4. 氯喹在体内的消除速度较慢，给药后 13 天的家兔血清中仍检出有氯喹。

实验五　5-氟尿嘧啶血药浓度的测定

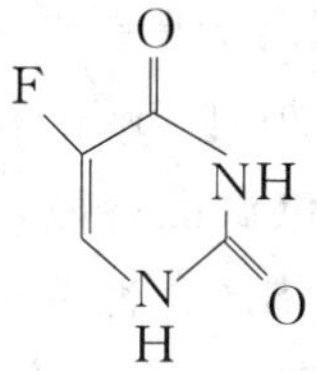

[$C_4H_3FN_2O_2$,130.08]

5-氟尿嘧啶

5-Fluorouracil

[化学名称] 5-氟-2,4(1H,3H)-嘧啶二酮;

[理化性质] 白色结晶或粉末,溶于水、碱溶液和二甲亚砜,难溶于醇;mp:278℃～282℃。

【实验目的】

1. 学习和了解体内药物分析的一般程序及血样的常规处理方法;
2. 掌握离子选择性电极法测定药物含量的基本原理和操作要点。

【实验原理】

离子选择性电极的电势随溶液中特定离子的浓度变化而变化,氟离子选择电极对氟离子有选择性响应,可用于氟化物的浓度测定。5-氟尿嘧啶为含氟化合物,经氧瓶燃烧转变为无机氟化物,由吸收液吸收后,可直接应用氟离子选择性电极测定其浓度。

【实验步骤】

1. 血样的采集与制备

取体重为1.5～2.5kg的健康家兔,由耳缘静脉快速注射5-氟尿嘧啶注射液,注射剂量为50mg/kg。分别于给药后2、5、10、15min采集耳缘静脉血各2mL置加有肝素注射液1滴的干燥离心管中,混匀,离心(2000～3000rpm)5min,分取上层血浆,备用。

2. 标准曲线的制备

精密量取氟化钠标准溶液(F 5μg/mL)1.0、2.0、3.0、4.0、5.0mL,分置25mL量瓶中,各加TISAB液10.0mL,再加水稀释至刻度,摇匀,照下述测定法项下的方法,测定并记录电位;以电位(E)为纵坐标,以浓度(C)为横坐标,绘制标准曲线。

3. 供试品溶液的制备

精密吸取上述制备的血浆400μL,点于无灰滤纸上,吹干,按照氧瓶燃烧法进行有机破坏,用含3%过氧化氢溶液50μL的水10mL为吸收液,使吸收完全后,再燃烧2～3min,移至

25mL 量瓶中，用 TISAB 液 10mL 冲洗瓶塞及铂丝，再用适量水冲洗，洗液并入量瓶中，加水稀释至刻度，摇匀，即得。

4. 测定

选用 0.02pH/格的酸度计，连接氟离子选择电极与甘汞电极，将盛有去离子水 50mL 的塑料烧杯置电磁搅拌器上，浸入电极，搅拌 2min，记录电极的基础电位（应在－200mV 以下），取出电极，用滤纸吸尽水分；换上供试品溶液，搅拌 4min，静置 1min，记录电位（mV）。每测定一份供试品后，均应将电极用去离子水冲洗至基础电位后，方可进行第二次测定。根据所测得的电位，由标准曲线查出供试品溶液浓度，再计算 5 -氟尿嘧啶（5 - Fu）的血药浓度。

【注意事项】

1. 总离子强度调节缓冲液（TISAB）的配制方法如下：取氯化钠 58.5g，醋酸钠 12g 与枸橼酸钠 12g，加水 300mL，微热，溶解后移置 1000mL 量瓶中，加冰醋酸 57mL，放冷至室温，加水稀释至刻度，摇匀，即得。

2. 氟离子选择电极使用前，应在 0.001mol/L 氟化钠溶液中浸泡 3～4h，再用去离子水冲洗，直至其在去离子水中的电位在－200mV 以下；测定结束后，需用去离子水冲洗至基础电位，干燥保存。

3. 使用电极时应小心。仔细，勿使尖硬物碰擦晶片膜，如有油污，应用脱脂棉依次蘸取酒精、丙酮轻拭，再用去离子水洗净。

4. 家兔静脉给药多从耳静脉处，取血则可从耳静脉或颈静脉。取血用注射器及离心管均应干燥或以生理盐水洗涤，不得带有纯化水，以防溶血。

5. 试样点加在 1.5×8cm 的无灰滤纸上。点样时，应小心谨慎，边点边吹干，分次完成，切勿损失。

【思考题】

1. 血药浓度的测定主要用于哪方面的研究？

2. 测定血药浓度，为什么常采用血浆（或血清）？如何制备血浆（或血清）？

3. 氟离子选择电极使用前为什么要在氟化钠溶液中浸泡数小时？每次测定前为什么要洗至基础电位？测定时为什么要搅拌数分钟后记录读数？

实验六　对乙酰氨基酚血药浓度测定回归方程的建立

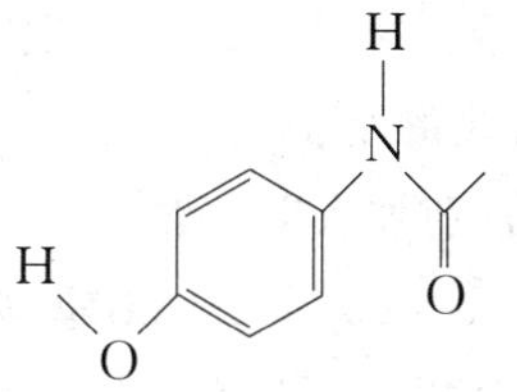

[$C_8H_9NO_2$,151.16]

对乙酰氨基酚

4 - Acetaminophen

[化学名称] N -(4 -羟基苯基)乙酰胺;

[理化性质]白色结晶性粉末,在热水或乙醇中易溶,在丙酮中溶解,在水中略溶;mp:168℃～172℃。

【实验目的】

1. 复习并掌握血浆样品的分析前处理技术;
2. 熟悉高效液相色谱仪的工作原理、仪器构造及操作方法;
3. 掌握高效液相色谱法检测生物样品的方法步骤;
4. 掌握血浆中药品浓度测定回归方程的建立方法。

【实验步骤】

对乙酰氨基酚为酰胺类药物,临床常用于解热镇痛,过量服用会产生肝毒性。由于对乙酰氨基酚中毒的早期症状与胃溃疡症状极其相似且肝功正常,所以常常漏诊,待发生肝损伤时已经错过最佳治疗时机。因此,急诊中毒病人经常会做对乙酰氨基酚血浓检测。国内外常用测定方法为 HPLC 法。

1. 色谱条件

Nova-Pak C_{18}柱(4μm,150mm×3.9mm)和 Nova-Pak C_{18}预柱;柱温:25℃;流动相:甲醇-水(30∶30);流速:0.8mL/min;二极管阵列检测器;检测波长:254nm。

2. 空白血浆样品的制备

取静脉血 3～4mL,置含肝素抗凝剂的离心管中,以 3000rpm 离心分离 5min,所得上清液为空白血浆样品。取该血浆样品 1mL,加入饱和硫酸锌溶液 1mL,静置,待沉淀分层后,加入乙醚 5mL,涡旋混合 1min,以 3000rpm 离心 20min。精密吸取乙醚液 3.0mL,50℃氮气流吹干,放冷至室温,加入纯化水 500μL 使残渣溶解,精密吸取 10μL 进样。

3. 对乙酰氨基酚对照品溶液的制备

精密称取对乙酰氨基酚对照品 250mg,置于 25mL 容量瓶中,以甲醇为溶剂稀释至刻度，配制浓度为 10mg/mL 为对乙酰氨基酚甲醇母液。

分别精密吸取上述对乙酰氨基酚甲醇母液 10μL、50μL、0.1mL、0.5mL、1mL、3mL、5mL 置于 10mL 容量瓶中，以甲醇为溶剂稀释至刻度，得浓度分别为 0.01、0.05、0.1、0.5、1、3、5mg/mL 的乙酰氨基酚对照品溶液七瓶，置于 4℃冰箱存放备用。

4. 血浆中对乙酰氨基酚标准曲线的制备

取肝素抗凝的血浆 1mL 7 份，分别加入前一步骤制得的各浓度的对乙酰氨基酚对照品溶液 100μL，则血浆中药物浓度为 0.9～454.5μg/mL。所得含药物的 7 份血浆均按"空白血浆样品的制备"项下方法操作，进样分析，记录色谱图。

5. 回归方程的建立

以步骤 4 中血样中对乙酰氨基酚浓度 C 对色谱图中峰面积 A 作线性回归，即可得回归方程。

6. 计算

以各血样中对乙酰氨基酚浓度 C 为已知变量 x，以相应的平均峰面积 A 为未知变量 y，用具有回归功能的计算器进行线性回归，求得参数 a 与 b，回归方程 $A=a+bx$，同时求得相关系数 r，r 应大于 0.99。

【仪器与试药】

电热恒温干燥箱；万分之一分析天平；高效液相色谱仪，Nova-Pak C_{18} 柱（4μm，150mm×3.9mm）；Nova-Pak C_{18} 预柱；二极管阵列检测器；离心机；微量注射器；甲醇（色谱纯）；纯化水；肝素（分析纯）；对乙酰氨基酚对照品；硫酸锌（分析纯）；乙醚（分析纯）；血浆。

【注意事项】

1. 每一样品应重复进样 3 次，取其 3 次的平均峰面积进行计算。
2. 为减小误差，各样品应尽量平行操作。
3. 高效液色谱法测定时，流动相在使用前必须经过超声脱气处理。

【思考题】

1. 血浆样品中加入饱和硫酸锌、乙醚，并离心处理的目的是什么？生物样品通常还需进行哪些前处理？
2. 根据实验步骤计算七个含药物的血浆中药物浓度分别是多少？
3. 根据实验结果，计算回归方程及相关系数。

实验七　高效液相色谱法测定尿中氧氟沙星浓度

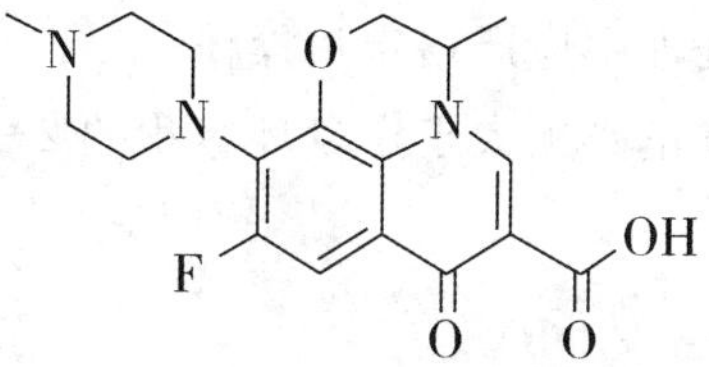

[$C_{18}H_{20}FN_3O_4$, 361.38]

氧氟沙星

Ofloxacin

[化学名称]（±）9-氟-2,3-二氢-3-甲基-10-(4-甲基-1-哌嗪基)-7-氧代-7H-吡啶并[1,2,3-de]-[1,4]苯并噁嗪-6-羧酸。

[理化性质] 本品为白色或微黄色结晶性粉末，无臭、味苦，遇光色渐变深。本品在冰醋酸中易溶，在氯仿中略溶，在甲醇中极度微溶解，在稀酸和氢氧化钠溶液（0.1mol/L）中略溶。

【实验目的】

1. 掌握尿液样品的前处理方法；
2. 掌握 HPLC 外标法测定药物含量的计算方法。

【实验方法】

色谱条件与系统适用性试验色谱柱：以十八烷基硅烷键合硅胶为填充剂（200mm×4.6mm，5μm）；流动相：0.05mol/L 枸橼酸（用三乙胺调节 pH 至 4.0）-乙腈（85∶15），流速 1mL/min；检测波长 293nm，进样体积 20μL。理论板数按氧氟沙星峰计算应不低于 2500。

尿中氧氟沙星测定：精密称取氧氟沙星对照品适量，加甲醇溶解并稀释成 4mg/mL 的溶液。取空白尿样和尿样，3500rmp 离心 15min，取上清液经 0.45μm 的水相滤膜过滤，取滤过的空白尿样 1.9mL，精密加入 4mg/mL 的氧氟沙星溶液 0.1mL，旋涡混匀，作为标准对照液。分别取滤过的空白尿样、尿样和标准对照液适量，用流动相稀释 10 倍，各取 20μL 注入高效液相色谱仪，记录色谱图，计算每 mL 尿样中氧氟沙星含量。

$$\text{尿样中氧氟沙星含量(mg/mL)}=\frac{A_{样}}{A_{对}}\times C_{对}$$

式中：$C_{对}=4(\text{mg/mL})\times\frac{0.1}{1.9+0.1}=0.2(\text{mg/mL})$

【仪器与试药】

高效液相色谱仪；ODS 分析柱；氧氟沙星对照品；空白尿样；尿样。

【注意事项】

1. 对照品溶液与样品液必须分别重复进样 3 次，取平均峰面积进行计算。
2. 外标法测定含量，样品处理中应严格定量操作。
3. 为获得高的精密度，进样量必须大于定量环容积的 2～3 倍。

第三章　中药化学成分及其制剂分析

实验一　双相滴定法测定延胡索中总生物碱的含量

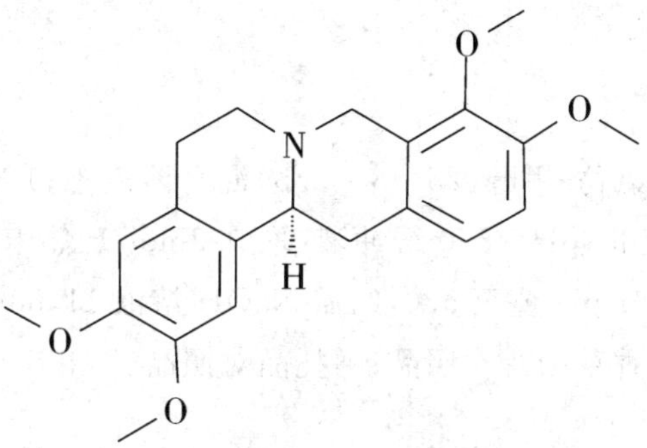

[$C_{21}H_{25}NO_4$,355.42]

延胡索乙素

Tetrahydropalmatine

[化学名称] 5,8,13,13α-四氢-2,3,9,10-四甲氧基-6H-二苯并[a,g]喹嗪；

[理化性质] 易溶于甲醇、乙醇等有机溶剂，不溶于碱水；mp：147℃；$[\alpha]_D^{20}$：+291°(乙醇)；UVλ_{max}=282、230(sh.)、211nm。

【实验目的】

1. 掌握生物碱的理化性质及样品制备方法；
2. 掌握双相滴定法测定中药有效成分的原理和方法。

【实验原理】

延胡索(*Rhizoma Corydalis*)为罂粟科植物延胡索 *Corydalis yanhusuo* W. T. Wang 的干燥块茎，含多种异喹啉类生物碱，有延胡索甲素、乙素、内素、丁素、戊素、己素、庚素、辛素、壬素、癸素、子素、丑素、寅素、黄连碱、去氢延胡索甲素、延胡索胺碱、去氢延胡索胺碱及古伦胺碱等。

双相滴定法是在水相和与水不相溶的有机溶剂(如氯仿、苯等)中进行的滴定分析方法。首先将待测物质溶于水或有机相中；然后用已知浓度的标准溶液滴定，边滴边摇，使滴定产物一旦产生随即溶于有机相或水相中。当滴定过量时，所加入的指示剂即在水相或有机相中产生颜色变化或滴定剂本身产生颜色变化，以此来指示终点。该方法适合于待测物质与滴定剂反应生成的产物与待测物质的溶解性质差异较大的情况。

本实验用双相滴定法测定延胡索中总生物碱的含量，首先从延胡索药材中提取总生物碱使其溶于有机溶剂中；然后加入 pH＝5.0 的缓冲溶液，振摇后，形成双相溶液，生物碱溶于水相中；再以溴麝香草酚蓝标准溶液滴定，该染料与生物碱盐形成离子对，此产物边产生边溶于有机溶剂；待水相中的生物碱盐全部转为离子对后，过量的滴定剂立即使水相产生颜色变化（黄色），以指示终点；最后根据所消耗的滴定剂浓度和体积，计算出总生物碱的含量。

《中国药典》(2005 年版）规定："本品按干燥计算，含延胡索乙素（$C_{21}H_{25}NO_4$）不得少于 0.050%。"

【仪器与试药】

1. 氨水；氯仿；乙醚-氯仿-甲醇（25：8：2.5）混合溶液Ⅰ；1%铁氰化钾溶液-1%三氯化铁溶液（4：3）混合溶液Ⅱ；pH＝5.0 缓冲液（取 0.2mol/L 邻苯二甲酸氢钾溶液 2mL，用 0.2mol/L NaOH 溶液调节 pH 值至 5.0，约需 NaOH 溶液 11.83mL）。

2. 延胡索粉末；溴麝香草酚蓝对照品；阿托品对照品。

【实验步骤】

1. 理化鉴别

取延胡索粉末 4g，精密称定，置 100mL 具塞三角瓶内，加氨水湿润，密塞 15min；准确加入 50.0mL 混合溶剂Ⅰ，冷浸 24～48h。

吸取冷浸液 20mL，蒸去溶剂至干；加 0.25mol/L 硫酸溶液 20mL，振摇，过滤。(1)取滤液 2mL，加混合溶液Ⅱ即显深绿色，渐变深蓝色；放置后，底部有较多蓝色沉淀；(2)另取滤液 2mL，加 7.5%重铬酸钾试剂 1 滴，即产生黄色沉淀。

2. 含量测定

(1)标准溶液的配制和标定

称取溴麝香草酚蓝 0.327g，溶于 5mol/L NaOH 溶液，加水稀释至 500mL；必要时过滤。精密称取阿托品 5.15mg，置 10mL 容量瓶中；加氯仿溶解，并稀释至刻度；精密移取阿托品溶液 0.50mL，置具塞刻度试管中，加氯仿稀释至 10mL，再加缓冲液 2.0mL；然后用溴麝香草酚蓝溶液滴定至水层显微黄色，按下式计算溴麝香草酚蓝标准溶液的摩尔浓度 C (mol/L)：

$$C=\frac{W}{0.2894\times V}$$

式中 V 为所消耗标准溶液的体积，W 为阿托品的重量，0.2894 为阿托品的毫克分子量。

(2)总生物碱的含量测定

吸取冷浸液20.00mL,蒸去溶剂至干;加氯仿溶解成10.0mL,作为待测样品液。吸取样品液1.0mL,置具塞刻度试管中,加2.0mL氯仿和15mL缓冲液;以溴麝香草酚蓝标准溶液滴定,根据消耗的体积计算总生物碱的含量(总生物碱按延胡索乙素计算):

$$含量(\%)=\frac{C\times V\times 0.3554}{W}\times 100\%$$

式中V为所消耗标准溶液的体积,W为延胡索粉末的重量,0.3554为延胡索乙素的毫克分子量。

【实验结果】

1. 记录理化鉴别实验中观察到的现象。

(1)	
(2)	

2. 计算溴麝香草酚蓝标准溶液的摩尔浓度。

W(g)	V(mL)	C(mol/L)

3. 计算延胡索中总生物碱的含量。

W(g)			
V(mL)			
含量(%)			
RSD(%)			

【思考题】

1. 含量计算为什么按延胡索乙素计算而不按其盐酸盐计算?
2. 含量测定中加入pH=5.0缓冲液的目的是什么?

实验二　薄层色谱-比色法测定人参中总皂苷含量

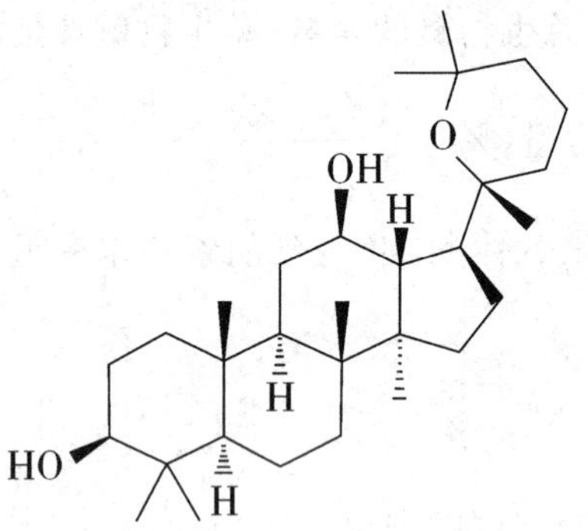

[$C_{30}H_{52}O_3$,460.73]

人参二醇
Panaxadiol

【实验目的】

1. 掌握皂苷的理化性质及样品制备方法；
2. 掌握薄层色谱-比色法测定中药有效成分的原理和方法。

【实验原理】

人参为五加科植物人参 *Panax ginseng* C. A. Mey. 的干燥根。从红参、生晒参或白参中共分离出 30 余种人参皂苷(可以分为三组，即齐墩果酸组、原人参二醇组和原人参三醇组)，分别称为人参皂苷(Ginsenoside)- RX(注：X＝0、a1、a2、a3、b1、b2、b3、c、d、e、f、g1、g2、g3、h1、h2、h3、s1、s2)等。皂苷为人参生理活性的物质基础。原人参二醇(Protopanaxadiol)和原人参三醇(Protopanaxatriol)是人参皂苷中的原存在形式。在分离苷元时，由于稀酸的作用，分子侧链部分的羟基和烯键环合而成人参二醇和人参三醇(Panaxatriol)，均是三萜类化合物。

本实验采用薄层色谱-比色法测定人参中总皂苷的含量，即选择适当的薄层条件，将人参中总皂苷适当集中，并与糖加以分离；然后将总皂苷斑点刮下，加入香草醛-冰醋酸和高氯酸溶液，使之显色；最后采用比色法测定总皂苷的含量。

《中国药典》(2005 年版)规定："本品按干燥品计算，含人参皂苷 Rg1($C_{42}H_{72}O_{14}$)和人参皂苷 Re($C_{48}H_{82}O_{18}$)的总量不得少于 0.30%，人参皂苷 Rb1($C_{54}H_{92}O_{23}$)不得少于 0.20%。"

【仪器与试药】

1. 可见分光光度计，索氏提取器，恒温水浴，薄层板，层析缸，碘缸，微量注射器。

2. 小刀，滤纸，脱脂棉，硫酸纸（样品纸）。

3. 层析用硅胶，羧甲基纤维素纳，甲醇，石油醚，氯仿，香草醛，冰醋酸，高氯酸，纯化水。

4. 人参二醇对照品。

【实验步骤】

1. 标准曲线的制作

取人参二醇约 5mg，精密称定，置于 2mL 容量瓶中，加甲醇溶解并稀释至刻度；精密吸取 5、10、15、20、25μL，置于磨口具塞试管中，用热风吹去溶剂（勿过热），加入新配制的 5% 香草醛-冰醋酸溶液 0.2mL 和高氯酸溶液 0.8mL，混匀，置恒温水浴中，60℃加热 15min 后，冷却，加冰醋酸 5.00mL，摇匀，于 560nm 波长处测定其吸光度，并绘制出对照品吸光度与浓度的标准曲线。

2. 样品溶液的配制

将干燥人参根粉碎（过 40 目筛），取药粉 1g，精密称定，置于索氏提取器中；先加石油醚 30mL 脱脂，挥干石油醚；再加入 40mL 甲醇，回流提取 4h，回收甲醇至干；将提取物残渣仔细转移至 1mL 容量瓶中，容器用少量甲醇洗涤，洗液合并，精密稀释至刻度。

3. 总皂苷的含量测定

用微量注射器吸取上述样品溶液 10～20μL，在硅胶薄层板上点成条状，用氯仿-甲醇-水（70∶55∶10）展开 5cm；取出薄层板，挥尽溶剂，置碘缸中数秒，待色点刚显出，立即取出，划出斑点位置，用冷风将碘吹尽，刮取斑点，置于 10mL 具塞磨口试管中，精密加入 5%香草醛-冰醋酸溶液 0.2mL 和高氯酸溶液 0.8mL，混匀，置恒温水浴中，60℃加热 15min 后，冷却，加冰醋酸 5.00mL，摇匀，离心，取上清液于 560nm 波长处测定其吸光度；同时取与色斑同样大小的空白硅胶，以上法显色，作为空白对照。根据样品液吸光度与空白对照液吸光度的差值从标准曲线查得相当于人参二醇的微克数 W_1。

$$\text{总皂苷含量}(\%)=\frac{W_1\times 2.5}{W}\times 100\%$$

式中 W 为点样量相当于人参药粉的微克数，R_b 型皂苷平均分子量与人参二醇分子量之比为 2.5。

【实验结果】

1. 绘制标准曲线，计算回归方程和相关系数。

人参二醇重量（mg）					
体积（μL）	5	10	15	20	25
质量（μg）					
吸光度					
回归方程和相关系数					

2. 计算人参中总皂苷的含量。

人参药粉重量(mg)			
$W(\mu g)$			
样品溶液吸光度			
空白溶液吸光度			
$W_1(\mu g)$			
总皂苷含量(%)			
RSD(%)			

【思考题】

1. 实验步骤 1 和 3 中加入 5mL 冰醋酸的目的是什么?
2. 用薄层色谱-比色法测定人参中总皂苷含量的优缺点有哪些?

实验三　紫外分光光度法测定丹参中总丹参酮的含量

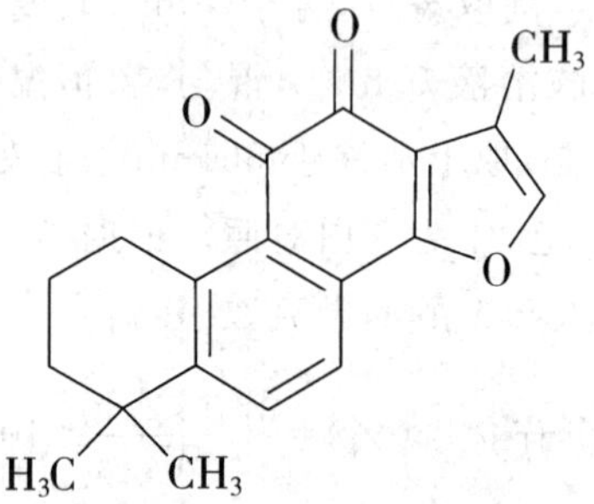

[$C_{19}H_{18}O_3$,294.33]

丹参酮ⅡA

TanshinoneⅡA

[化学名称] 1,6,6-三甲基-6,7,8,9-四氢菲并[1,2-b]呋喃-10,11-二酮;

[理化性质] 橘红色针状结晶(乙酸乙酯);易溶于乙醇、丙酮、乙醚和苯等有机溶剂,微溶于水;mp:209℃～210℃;UV λ_{max}=224、250、268、273、352、455nm(乙醇)。

【实验目的】

1. 掌握醌类化合物的理化性质及样品制备方法;
2. 掌握紫外分光光度法测定中药有效成分的原理和方法。

【实验原理】

丹参为唇形科鼠尾草属植物丹参 *Salvia miltiorrhiza* Bunge 的干燥根，含酮类和酚类成分，脂溶性成分有丹参酮ⅡA、隐丹参酮（cryptotanshinone）、丹参酮Ⅰ（tanshinone Ⅰ）和丹参新酮（miltirone）；水溶性酚类成分有原儿茶醛（protocatechuic aldehyde）、丹参素（danshensu）、丹参酚酸 B（salvianolic acid B）等。丹参酮ⅡA 为菲醌类成分，其相对含量最高，在 268nm 波长处有最大紫外吸收；本实验采用紫外分光光度法测定其含量。

《中国药典》（2005 年版）规定："本品含丹参酮ⅡA（$C_{19}H_{18}O_3$）不得少于 0.20％。"

【仪器与试药】

1. 紫外-可见分光光度计；小层析柱。
2. 氯仿，苯，甲醇。

【实验步骤】

1. 理化鉴别

取丹参细粉约 20mg，加氯仿约 5mL 浸泡片刻；过滤，吸取滤液约 50μL，丹参酮ⅡA 对照品溶液（1mg/mL）20μL，并点成带状于硅胶 G 薄层上，用苯-甲醇（9：1）展开，薄层上的紫红色带为丹参酮ⅡA。

2. 含量测定

（1）标准曲线的制作

取丹参酮ⅡA 对照品 2mg，精密称定，置 25mL 容量瓶中，加氯仿溶解并稀释至刻度，分别吸取 0.1、0.2、0.4、0.8、1.6mL 置 10mL 容量瓶中，加氯仿稀释至刻度，于 268nm 处测定吸光度，绘制吸光度-浓度标准曲线。

（2）总丹参酮的含量测定

取丹参药粉（过 40 目筛）100mg，精密称定，置小层析柱中，用氯仿洗脱；洗脱液以 25mL 容量瓶接受，加氯仿稀释至刻度，于 268nm 处测定吸光度，利用标准曲线或回归方程计算含量。

$$\text{含量}(\%)=\frac{C_X\times D}{W_X}\times 100\%$$

式中 C_X 为从标准曲线计算出的丹参酮ⅡA 浓度，W_X 为样品重量，D 为样品稀释体积。

【实验结果】

1. 绘制定性薄层色谱图，计算丹参酮ⅡA 斑点的 R_f 值。
2. 绘制标准曲线，计算回归方程和相关系数。

丹参酮ⅡA 重量(mg)					
体积(mL)	0.1	0.2	0.4	0.8	1.6
浓度(mg/mL)					
吸光度					
回归方程和相关系数					

3. 计算丹参中总丹参酮的含量。

W(mg)			
样品溶液吸光度			
C_x(mg/mL)			
总丹参酮含量(%)			
RSD(%)			

【思考题】

1. 用盐酸处理硅胶的目的是什么？
2. 简述丹参中脂溶性成分与水溶性成分的含量测定方法。

实验四　高效液相色谱法测定银杏中黄酮类成分的含量

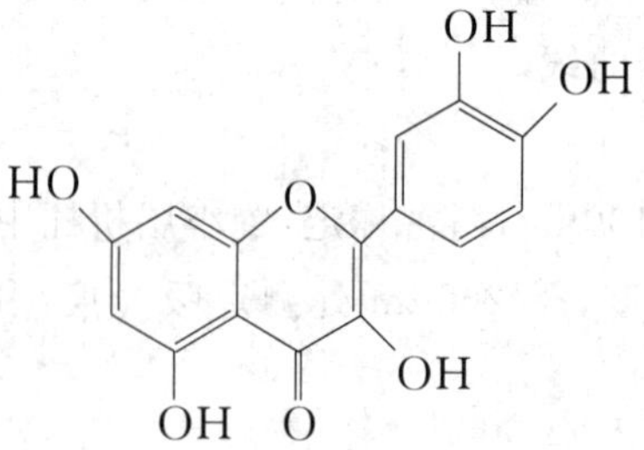

[$C_{15}H_{10}O_7$,302.24]

槲皮素

Quercetin

[化学名称] 2-(3,4-二羟基苯基)-3,5,7-三羟基-4氢-1-苯并吡喃-4-酮；

[理化性质] 黄色针状结晶(稀乙醇)；1g溶于290mL无水乙醇，23mL沸乙醇，溶于冰醋酸，碱性水溶液呈黄色，几乎不溶于水；mp:313℃～314℃；UV λ_{max}=258、375nm(乙醇)。

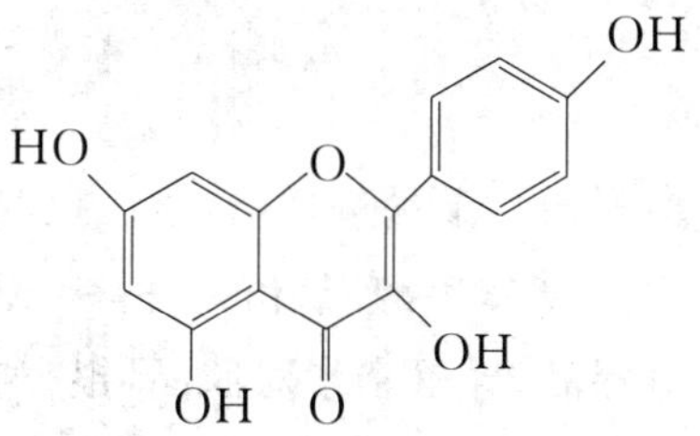

[$C_{15}H_{10}O_6$,286.23]

山奈酚

Kaempferol

[化学名称] 3,5,7-三羟基-2-(4-羟基苯基)-4氢-1-苯并吡喃-4-酮;

[理化性质] 黄色针状结晶;微溶于水,溶于热乙醇、乙醚或碱;mp:276℃～278℃;UV λ_{max}=368、266nm(甲醇)。

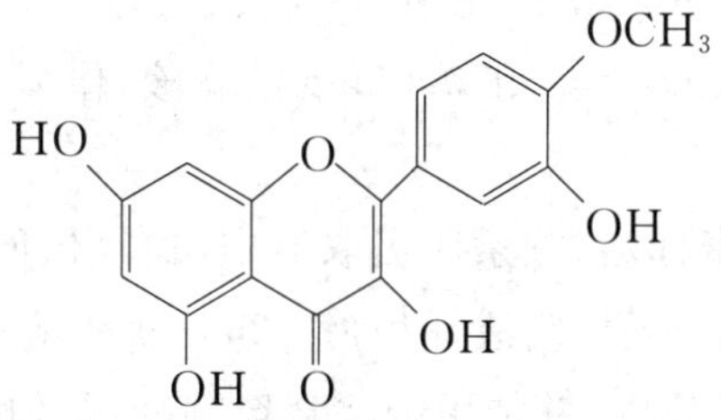

[$C_{16}H_{12}O_7$,316.27]

异鼠李素

Isorhamnetin

[化学名称] 3,5,7-三羟基-2-(4-羟基-3-甲氧基苯基)苯并吡喃-4-酮;

[理化性质] 黄色针晶(稀甲醇);易溶于乙醇、乙酸乙酯等有机溶剂,微溶于碱性水溶液,在水中不溶;mp:312℃(分解);UV λ_{max}=257、370nm(乙醇)。

【实验目的】

1. 掌握黄酮类化合物的理化性质及样品制备方法;
2. 掌握高效液相色谱法测定中药有效成分的原理和方法。

【实验原理】

银杏叶为银杏科植物银杏 *Ginkgo biloba* L. 的干燥叶。含黄酮和内酯类成分,黄酮成分主要为双黄酮,如银杏双黄酮(ginkgetin)、异银杏双黄酮、去甲基银杏双黄酮及芸香苷等,苷元有槲皮素、山奈酚、异鼠李素。内酯类成分有银杏内酯(ginkgolide)A、B、C、E 等。

银杏黄酮主要是以黄酮苷的形式存在,经酸水解后生成黄酮醇类化合物,其主要是槲皮素、山奈酚、异鼠李素三种组分,本实验用高效液相色谱法测定其含量,再换算成总黄酮醇苷的含量。

《中国药典》(2005 年版)规定:"本品按干燥品计算,含总黄酮醇苷不得少于 0.40%。"

【仪器与试药】

1. 高效液相色谱仪(紫外检测器),微量进样器,索氏提取器。

2. 甲醇-0.4%磷酸溶液(50∶50),甲醇,氯仿,甲醇-25%盐酸溶液(4∶1)。

3. 槲皮素对照品、山奈酚对照品、异鼠李素对照品、银杏叶粉末。

【实验步骤】

1. 色谱条件

色谱柱:C_{18}(ODS)柱;流动相:甲醇-0.4%磷酸溶液(50∶50);检测波长:360nm;流速:1mL/min;进样量:10μL。

2. 对照品溶液的配制

分别精密称取经五氧化二磷干燥过夜的槲皮素、山奈酚、异鼠李素对照品,各加甲醇配制成每1mL分别含0.03mg、0.03mg和0.02mg的溶液,作为对照品溶液。

3. 样品溶液的配制

取银杏叶粗粉约1g,精密称定,置索氏提取器中,加氯仿回流,提取2h;弃去氯仿,药渣挥干,加甲醇回流4h;提取液蒸干,残渣加甲醇-25%盐酸溶液(4∶1)混合液25mL,回流30min;放冷,转移至50mL量瓶中,并加甲醇稀释至刻度,摇匀,即得。

4. 总黄酮苷的含量测定

分别精密吸取上述三种对照品溶液与样品溶液各10μL,注入液相色谱仪测定,分别计算三种黄酮苷元的含量,以下式换算成总黄酮的含量。

$$\text{总黄酮苷含量}(\%)=\frac{\dfrac{A_X^1\times 0.03}{A_R^1}+\dfrac{A_X^2\times 0.03}{A_R^2}+\dfrac{A_X^3\times 0.02}{A_R^3}}{W}\times 2.51\times 100\%$$

式中A_x^1,A_x^2,A_x^3分别表示样品中槲皮素、山奈酚、异鼠李素的峰面积(或峰高),A_R^1,A_R^2,A_R^3分别表示槲皮素对照品、山奈酚对照品、异鼠李素对照品的峰面积(或峰高),W为银杏叶药粉重量。

【实验结果】

1. 分别计算银杏中三种黄酮苷元和总黄酮苷的含量。

W(mg)			
	槲皮素	山奈酚	异鼠李素
标准品峰面积(或峰高)			
样品峰面积(或峰高)			
含量(%)			
总黄酮苷含量(%)			

【思考题】

1. 换算因子 2.51 的含义是什么?
2. 本实验中为什么使用酸性溶液作为流动相?

实验五　气相色谱法测定薄荷中薄荷醇的含量

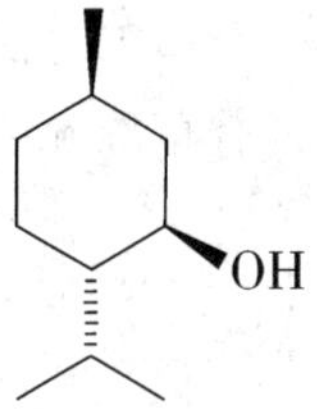

[$C_{10}H_{20}O$,156.27]

薄荷醇

Menthol

[化学名称] 2-异丙基-5-甲基环己醇;

[理化性质] 无色晶体;略溶于水,溶于乙醇、氯仿、乙醚和石油醚,易溶于冰醋酸;mp:41℃～43℃;bp:212℃;$[\alpha]_D^{18}$:+3.8°;无最大紫外吸收。

【实验目的】

1. 掌握挥发性成分的理化性质及样品制备方法;
2. 掌握气相色谱法测定中药有效成分的原理和方法;
3. 掌握内标法测定样品含量的计算。

【实验原理】

薄荷为唇形科植物薄荷 *Mentha haplocalyx* Briq 的干燥地上部分。主要含薄荷醇和薄荷酮(menthone)等挥发油,另含胡薄荷酮(pulegone)、乙酸薄荷酯(menthyl acetate)、苯甲酸薄荷酯、乙酸癸酯(decyl acetate)等。本实验用二氯甲烷将薄荷醇提取出来,加入一定量的内标物质,再用气相色谱法进行分析。

《中国药典》(2005 年版)规定:“本品含挥发油不得少于 0.80%。”

【仪器与试药】

1. 气相色谱仪(氢火焰离子化检测器),色谱柱(5% Carbowax - 20M,101 白色担体 80～100目,2m×3mm),微量注射器。

2. 乙醚,氯仿,苯-丙酮(9∶1)或正己烷-乙酸乙酯(8∶2),2%香草醛硫酸溶液;癸醇(decanol),二氯甲烷,四氯化碳。

【实验步骤】

1. 理化鉴别

取薄荷粉末 5～10g,置 500mL 蒸馏瓶中,加水 150～200mL,用直火(小火)蒸馏收集馏出液约 100mL,用乙醚 50mL 提取,将乙醚提取液移至蒸发皿中,任乙醚自然挥发,取出薄荷油约 30mg,加氯仿 10mL 溶解,取此液 5～10μL 点于硅胶 G 薄层板上,用苯-丙酮(9∶1)或正己烷-乙酸乙酯(8∶2)展开,喷以 2%香草醛硫酸溶液,然后置于 110℃烘箱 2min,薄荷醇斑点呈玫瑰红色。

2. 含量测定

(1)色谱条件

气化室、柱箱、检测器温度:150℃、85℃、150℃;

氮气、氢气、空气流速:30、57、300mL/min;

进样量:1μL。

(2)样品溶液的制备

取药材粉末 2g,精密称定,置于索氏提取器中,用二氯甲烷在水浴上提取 3h,浓缩。定量转移至 10mL 容量瓶中,同时加入内标癸醇 3mg,用四氯化碳稀释至刻度,摇匀。用脱脂棉过滤,得澄清液,作为待测样品溶液。

(3)样品测定

在上述色谱条件下,取样品溶液 1μL 注入气相色谱仪测定。根据色谱图记录各组分峰面积(或峰高),按下式计算薄荷醇的含量。

$$\text{薄荷醇含量}(\%)=\frac{A_X \times f \times W_S}{A_S \times W_X}\times 100\%$$

式中 W_S、W_X分别为癸醇和样品重量,A_S、A_X分别为癸醇和薄荷醇的峰面积(或峰高),薄荷醇对照品和内标的重量校正因子 $f=0.8778$。

【实验结果】

1. 绘制定性薄层色谱图,计算薄荷醇斑点的 R_f值。

2. 计算薄荷中薄荷醇的含量。

W_S(mg)			
W_X(mg)			
A_S			
A_X			
薄荷醇含量(%)			
RSD(%)			

【思考题】

1. 气相色谱法测定薄荷醇含量的优缺点有哪些？

2. 采用内标法计算含量的优点是什么？

实验六　中药制剂的定性鉴别

【实验目的】

1. 掌握显微鉴别和薄层色谱鉴别方法；

2. 熟悉中成药分析的理化鉴别方法。

【仪器与试药】

1. 显微镜，载玻片和盖玻片；紫外-可见分光光度计；薄层板，层析缸。

2. 牛黄解毒片，复方丹参片，穿心莲片，银黄口服液，板蓝根颗粒剂。

【实验步骤】

1. 显微鉴别——牛黄解毒片

取本品片心，研成粉末，取少许，置载玻片上，滴加适量水合氯醛试液透化后加稀甘油 1 滴，盖上盖玻片，用吸水纸吸干周围透出液，置显微镜下观察。

(1)草酸钙簇晶，直径 60～140μm。

(2)不规则碎块金黄色或橙黄色，有光泽。

2. 理化鉴别

(1)牛黄解毒片

①取本品 1 片，研细，进行微量升华，所得的白色升华物，加新制的 1%香草醛硫酸溶液 1～2 滴，液滴边缘渐显玫瑰红色。

②取本品 6 片(包衣者除去包衣),研细,加乙醇 10mL,温热 10min,滤过,取滤液 5mL,加镁粉少量与盐酸 0.5mL,加热,即显红色;另取滤液 4mL,加氢氧化钠试液,即显红色,再加 30%过氧化氢溶液,红色不消失,加酸成酸性时,则红色变为黄色。

(2)复方丹参片

取本品 1 片,研细,进行微量升华,所得白色升华物,加新制的 1%香草醛硫酸溶液 1 滴,液滴边缘渐显玫瑰红色。

(3)穿心莲片

①取本品 5 片,除去包衣,研细,加乙醇 10mL,置水浴中加热至沸,加活性炭 0.5g,搅拌,滤过。取滤液 1mL,加二硝基苯甲酸试液与乙醇制氢氧化钾试液的等容混合溶液 2 滴,摇匀,即显紫色;另取滤液 1mL,加碱性三硝基苯酚试液 3～5 滴,显橙红色。

②取本品 3 片,除去包衣,研细,加无水乙醇 25mL,置水浴中加热回流 1h,放冷,滤过,滤液蒸干,加水 5mL,再加 2%盐酸溶液调节 pH 值至 1.0,在水浴上加热 30min,滤过。取滤液,加 10%亚硝酸钠溶液和 10%硝酸铝溶液各 3 滴,摇匀,再加氢氧化钠试液 0.5～1mL,显橙红色。

(4)银黄口服液

本品为金银花提取物,黄芩提取物经加工制成的口服液。

①取本品 1mL,加 5%硝酸钠溶液与 10%硝酸铝溶液各 0.3mL,生成黄色沉淀,再加 5%氢氧化钠溶液使成碱性,沉淀即溶解,溶液显棕红色。

②取本品 0.1mL,加水 10mL,摇匀,取溶液 2mL,加 5%二氯氧化锆溶液 1～2 滴,溶液显黄色,再加盐酸 1～2 滴,黄色不褪。

(5)板蓝根颗粒剂

①取本品 0.5g,加 5mL 甲醇使溶解,静置,取上清液点于滤纸上,晾干,置紫外光灯(365nm)下观察,显蓝紫色。

②取本品 0.5g,加 10mL 甲醇使溶解,滤过,取滤液 1mL,加茚三酮试液 0.5mL,置水浴中加热数分钟,显蓝紫色。

3.光谱鉴别——复方丹参片

取本品 1 片,研细,分次加水少量,搅拌,滤过,滤液移至 100mL 量瓶中,并加水稀释至刻度,取溶液 2mL,加水至 25mL。在 283±2nm 的波长处有最大吸收。

4.薄层色谱鉴别——牛黄解毒片

(1)对照品溶液的配制

取胆酸对照品,加乙醇制成每 1mL 中含 1mg 的溶液,作为对照品溶液。

(2)样品溶液的制备

取本品 2 片,粉碎,加氯仿 10mL 研磨,滤液蒸干,加乙醇 0.5mL 使溶解,作为样品溶液。

(3)薄层色谱

吸取上述两种溶液各 5μL,分别点于同一硅胶 G 薄层板上,以正己烷-醋酸乙酯-醋酸-甲醇(20∶25∶2∶3)的上层溶液为展开剂,展开,取出,晾干,喷以 10%硫酸乙醇溶液,在105℃烘约 10min。置紫外光灯(365nm)下检视。样品色谱中,在与对照品斑点相应的位置上,显相同颜色的荧光斑点。

【实验结果】

1. 绘制显微特征图。
2. 记录理化鉴别实验中观察到的现象。
3. 绘制薄层色谱图,计算胆酸斑点的 R_f 值。

实验七　三七伤药片中乌头碱的限量检查

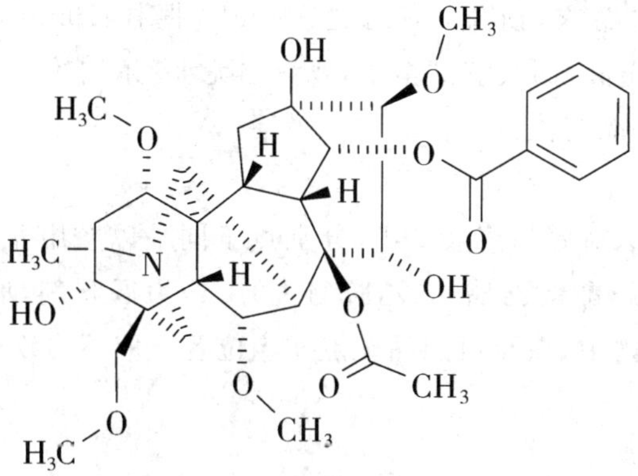

[$C_{34}H_{47}NO_{11}$,645.74]

乌头碱

Aconitine

[化学名称](15S,16S)- 8 -乙酰基- 20 -乙基- 14 -苯甲酰氧基- 1,6,16 -三甲氧基- 4 -甲氧基甲基-乌头烷- 3,13,15 -三醇;

[理化性质]无色透明晶体;溶于无水乙醇、氯仿、苯、乙醚和水,微溶于石油醚;mp:204℃;$[\alpha]_D^{20}$:+17.3°(氯仿);UVλ_{max}=281、273、230、202nm。

【实验目的】

1. 掌握乌头碱在中药制剂中的限量检查方法;

2. 熟悉用薄层色谱法进行中药制剂的限量检查。

【实验原理】

三七伤药片为三七、草乌(蒸)、雪上一枝蒿、冰片、骨碎补、红花、接骨木和赤芍八味药材制备而成的糖衣片,可舒筋活血、散瘀止痛;其中草乌多含有乌头碱,为剧毒成分,需严格控制其含量。本实验采用薄层色谱对照品对照法对该制剂中的乌头碱进行限量检查。

【仪器与试药】

1. 水浴锅、振荡器。

2. 乙醚,无水乙醇,环己烷,醋酸乙酯,二乙胺;羧甲基纤维素钠,薄层层析用硅胶 G;氨试液,稀碘化铋钾试液。

3. 乌头碱对照品,三七伤药片(市售品)。

【实验步骤】

1. 对照品溶液的配制

精密称取乌头碱对照品,加无水乙醇制成每 1mL 含 1mg 的溶液,作为对照品溶液。

2. 样品溶液的制备

取本品 30 片,除去糖衣,研细,加乙醚 150mL,振摇 10min,加氨试液 10mL,振摇 30min,放置 2h,分取乙醚液,回收溶剂至干,残渣加无水乙醇溶解并转移至 2mL 量瓶中,加无水乙醇至刻度,作为样品溶液。

3. 薄层色谱

吸取样品溶液 10μL、对照品溶液 2μL,分别点于同一以羧甲基纤维素钠为黏合剂的硅胶 G 薄层板上,以环己烷-醋酸乙酯-二乙胺(4∶3∶1)为展开剂,展开,取出,晾干,喷以稀碘化铋钾试液。样品色谱中,在与对照品斑点相应位置上应不出现斑点,或出现的斑点应小于对照品的斑点。

【实验结果】

1. 绘制薄层色谱图,计算乌头碱斑点的 R_f 值。

2. 比较斑点大小,得出检查结果和结论。

【思考题】

1. 除薄层色谱法外,还可用什么方法进行酯型生物碱的限量检查?

2. 乌头碱在本品中的限量是多少?

实验八 酸碱滴定法测定止喘灵注射液中总生物碱的含量

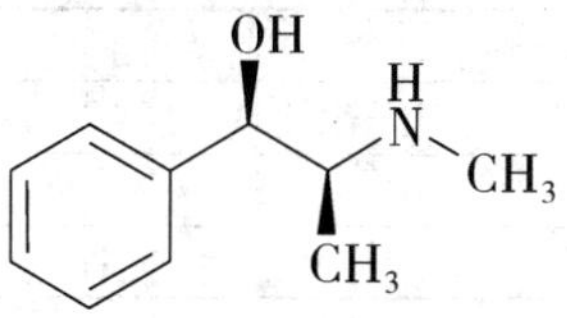

[$C_{10}H_{15}NO$,165.23]

麻黄碱

Ephedrine

[化学名称](1R,2S)-2-甲氨基-苯丙烷-1-醇

[理化性质]蜡状固体、结晶或颗粒;1g 溶于约 20mL 和 0.2mL 乙醇,溶于氯仿、乙醚及油;mp:34℃;UV λ_{max}=282、211nm。

【实验目的】

1. 掌握容量分析法的基本原理及操作方法;
2. 熟悉注射剂中总生物碱(以麻黄碱计)的测定方法及计算方法。

【实验原理】

止喘灵注射液为麻黄、洋金花、苦杏仁和连翘四味药材制备而成的浅黄色澄明液体,可宣肺平喘、祛痰止咳,其中生物碱为其主要有效部位。游离的生物碱具有碱性,可与硫酸定量反应生成生物碱盐,过量的硫酸可用氢氧化钠回滴定。

本品每 1mL 含总生物碱以麻黄碱($C_{10}H_{15}NO$)计,应为 0.50～0.80mg。

【仪器与试药】

1. 三氯甲烷、1mol/L 氢氧化钠溶液、0.02mol/L 氢氧化钠滴定液、0.01mol/L 硫酸滴定液、新煮沸过的冷水;茜素磺酸钠指示液。

2. 止喘灵注射液(市售品)。

【实验步骤】

精密量取本品 10mL,置分液漏斗中,加 1mol/L 氢氧化钠溶液 0.5mL,用三氯甲烷提取 4 次(10、10、5、5mL),合并三氯甲烷液,置具塞锥形瓶中,精密加入硫酸滴定液(0.01mol/L)10mL 及新煮沸过的冷水 10mL,充分振摇,加茜素磺酸钠指示液 1～2 滴,用氢氧化钠滴定液(0.02mol/L)滴定至淡红色;并将滴定结果用空白试验校正。每 1mL 硫酸滴定液

(0.01mol/L)相当于 3.305mg 的麻黄碱($C_{10}H_{15}NO$)。

【实验结果】

1. 计算止喘灵注射液中总生物碱的含量。

$V_{样品}$(mL)			
$V_{空白}$(mL)			
含量(%)			
RSD(%)			

【思考题】

1. 对于注射剂,如何正确计算其占标示量的百分数?

2. 测定时,加入 1mol/L 氢氧化钠溶液 0.5mL 的目的是什么?

3. 滴定度[每 1mL 硫酸滴定液(0.01mol/L)相当于 3.305mg 的麻黄碱]是如何计算得到的?

实验九 差示光谱法测定六味地黄丸中丹皮酚的含量

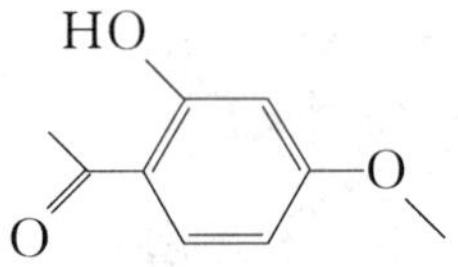

[$C_9H_{10}O_3$,166.17]

丹皮酚

Paeonol

[化学名称] 2-羟基-4-甲氧基苯乙酮;

[理化性质] 无色针状结晶(乙醇);稍溶于水,能随水蒸气挥发,溶于乙醇、乙醚、丙酮、氯仿和苯;mp:49℃~50℃;UV λ_{max}=291、274、316nm(甲醇)。

【实验目的】

1. 掌握中药制剂中挥发性成分的提取方法;

2. 掌握差示光谱法测定中药制剂中有效成分的原理及操作。

【实验原理】

六味地黄丸为熟地黄、山茱萸(制)、牡丹皮、山药、茯苓、泽泻六味药材制备而成的水蜜丸、小蜜丸或大蜜丸,可滋阴补肾。其所含丹皮酚为毛茛科植物牡丹皮(*Paeonia moutan*

Sim.)的主要活性成分。《中国药典》采用水蒸气蒸馏、紫外分光光度法测定六味地黄丸中丹皮酚的含量;本实验采用乙醇浸出提取、双波长差示光谱法进行测定。根据丹皮酚的差示光谱,选择 352nm 为测定波长,386nm 为参比波长,消除干扰组分对测定的影响,直接测定样品中丹皮酚的含量。

《中国药典》(2005 年版)规定:"本品含牡丹皮按丹皮酚($C_9H_{10}O_3$)计,水蜜丸每 1g 不得少于 0.9mg;小蜜丸每 1g 不得少于 0.70mg;大蜜丸每丸不得少于 6.3mg。"

【仪器与试药】

1. 紫外分光光度仪。
2. 95%乙醇、纯化水、0.01mol/L NaOH 溶液。
3. 六味地黄丸,丹皮酚对照品。

【实验步骤】

1. 对照品溶液的配制

取丹皮酚 5mg,精密称定,置 50mL 容量瓶中,加 95%乙醇溶解并稀释至刻度,即得浓度为 0.1mg/mL 的对照品溶液。

2. 标准曲线的制作

精密吸取对照品溶液 0.1、0.2、0.4、0.8、1.6mL 各两份,分别置于 10mL 容量瓶中,其中一份加水稀释至刻度作为参比溶液,另一份加碱液稀释至刻度作为样品溶液。将上述参比液为光谱测定的参比液,分别对样品液于 352nm 和 386nm 波长处测定其吸光度,计算 ΔA 值。根据 ΔA 与对照品浓度 C 绘制标准曲线,求出回归方程。

3. 样品溶液的制备

取药品粉末 0.5g,精密称定,置 25mL 具塞锥形瓶中,加 95%乙醇 15mL,摇匀,静置过夜;过滤,滤液加 95%乙醇稀释至 25mL。精密吸取 5mL 溶液两份,分别置于 25mL 容量瓶中,其中一份加水稀释至刻度作为参比溶液,另一份加碱液稀释至刻度作为样品溶液。

4. 含量测定

将上述参比液为光谱测定的参比液,分别对样品液于 352nm 和 386nm 波长处测定其吸光度,计算 ΔA 值。由标准曲线计算出样品中丹皮酚的含量。

$$含量(\%)=\frac{C_X \times D}{W_X}\times 100\%$$

式中 C_X 为从标准曲线计算出的丹皮酚浓度,W_X 为样品重量,D 为样品稀释体积。

【实验结果】

1. 绘制标准曲线，计算回归方程和相关系数。

丹皮酚重量(mg)					
体积(mL)	0.1	0.2	0.4	0.8	1.6
C_S(mg/mL)					
A(352nm)					
A(386nm)					
ΔA					
回归方程和相关系数					

2. 计算六味地黄丸中丹皮酚的含量。

W_X(mg)			
A(352nm)			
A(386nm)			
ΔA			
C_X(mg/mL)			
丹皮酚含量(%)			
RSD(%)			

【思考题】

1. 为何能用差示光谱法直接测定六味地黄丸中丹皮酚的含量？
2. 请设计用其他方法测定六味地黄丸中丹皮酚的含量。

实验十　比色法测定大山楂丸中总黄酮的含量

【实验目的】

1. 掌握中药制剂中黄酮类成分的提取方法；
2. 掌握比色法测定中药制剂中有效成分的原理及操作。

【实验原理】

大山楂丸为山楂、神曲和麦芽三味药材制备而成的棕红色或褐色大蜜丸，可开胃消食；

其中山楂主要成分为有机酸、黄酮类及多种维生素，黄酮类成分有槲皮素和金丝桃苷等。

由于黄酮类化合物具有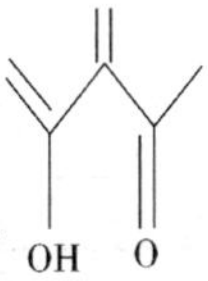、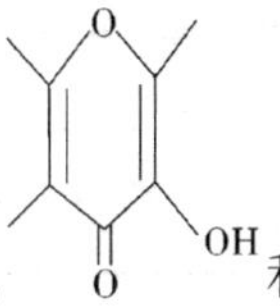和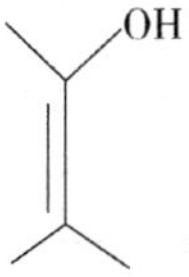等结构，可与铝盐、铅盐、镁盐等金属盐类试剂反应，生成有色配合物，然后用可见分光光度法测定其含量。本实验利用黄酮类化合物在亚硝酸钠的碱性溶液中，与 Al^{3+} 产生高灵敏度的橙色配合物（$\lambda_{max}=510nm$），从而用比色法测定大山楂丸中总黄酮的含量。

【仪器与试药】

1. 可见分光光度计、索氏提取器。
2. 乙醇、5%亚硝酸钠液、10%硝酸铝液、1mol/L 氢氧化钠液。
3. 槲皮素对照品，大山楂丸（市售品）。

【实验步骤】

1. 对照品溶液的配制

精密称取槲皮素对照品 20.0mg，置 100mL 容量瓶中，加 95%乙醇 50mL 使其溶解，然后加 50%乙醇稀释至刻度，即得 0.2mg/mL 的对照品溶液。

2. 标准曲线的制作

精密量取对照品溶液 1.0、2.0、3.0、4.0、5.0mL，分别置于 10mL 容量瓶中，各加 50%乙醇溶液使成 5mL，精密加入 5%亚硝酸钠溶液 0.3mL，摇匀，放置 6min；加入 10%硝酸铝溶液 0.3mL，摇匀，再放置 6min；加入 1%氢氧化钠溶液 4mL，分别用 50%乙醇稀释至刻度，摇匀，放置 15min。以 50%乙醇溶液作空白对照，用可见分光光度计在 510nm 波长处测其吸光度，作 $A-C$ 标准曲线并计算其回归方程。

3. 样品溶液的制备

取 120℃干燥 2h 的大山楂丸 6.5g，精密称定，置索氏提取器中，用 95%乙醇 125mL 回流提取 1.5h，将提取液移至 250mL 容量瓶中，加纯化水稀释至刻度，摇匀即得。

4. 含量测定

精密量取提取液 1mL，按上述标准曲线制备方法进行测定。从标准曲线计算出样品溶液的浓度 C_X(mg/mL)，并按下式计算出样品中总黄酮的含量。

$$含量(\%)=\frac{C_X\times D}{W_X}$$

式中 C_X 为从标准曲线计算出的槲皮素浓度，W_X 为样品重量，D 为样品稀释体积。

【实验结果】

1. 绘制标准曲线，计算回归方程和相关系数。

槲皮素重量(mg)					
体积(mL)	1.0	2.0	3.0	4.0	5.0
C_S(mg/mL)					
A					
回归方程和相关系数					

2. 计算大山楂丸中总黄酮的含量。

W_X(mg)			
A			
C_X(mg/mL)			
总黄酮含量(%)			
RSD(%)			

【思考题】

1. 比色法操作的注意事项是什么?
2. 总黄酮与单体黄酮的测定方法有何不同?

实验十一　可见分光光度法测定清开灵注射液中总胆酸的含量

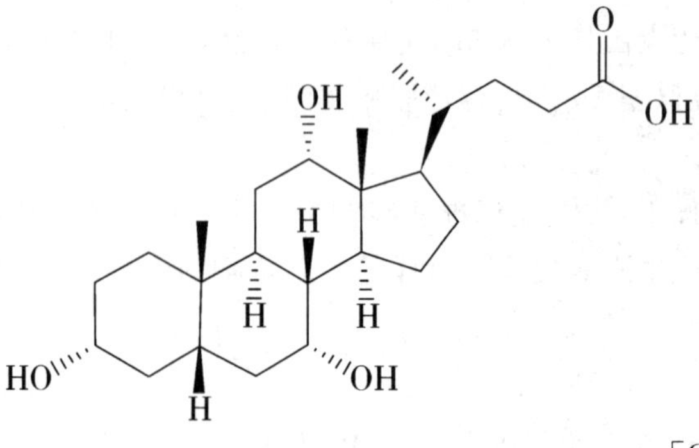

[$C_{24}H_{40}O_5$,408.58]

胆酸

Cholic Acid

[化学名称] 3α、7α、12α-三羟基-5β-胆烷酸;

［理化性质］微溶于水(0.02mg/L)，易溶于乙醇、乙醚及四氯化碳溶液；mp：198℃。

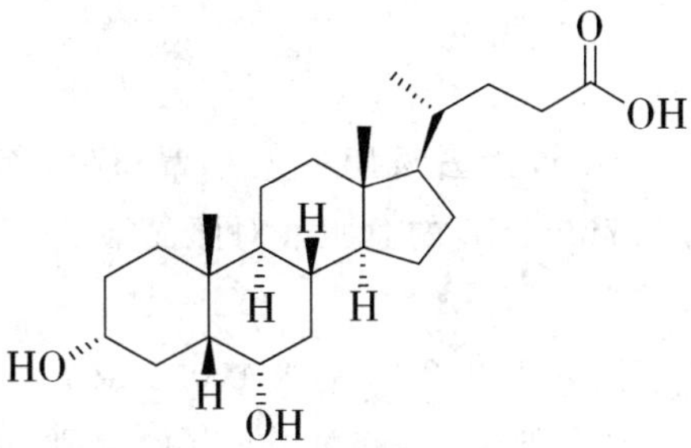

［$C_{24}H_{40}O_4$，392.58］

猪去氧胆酸

Hyodesoxycholic Acid

［化学名称］3α、6α-二羟基-5β-胆烷酸；

［理化性质］白色或略带微黄色粉末；略溶于醇，丙酮中微溶，乙醚、氯仿中极微溶，几不溶于水；mp：180℃(分解)。

【实验目的】

1. 掌握中药制剂中动物药成分的分析方法；
2. 掌握可见分光光度法测定中药制剂中有效成分的原理及操作。

【实验原理】

清开灵注射液为胆酸、珍珠母、猪去氧胆酸、栀子、水牛角、板蓝根、黄芩苷、金银花等制备而成的棕黄色或棕红色澄明液体制剂，可清热解毒、化痰通络、醒神开窍。

中药注射剂系指中药材经提取精制而成的可供注射用的无菌溶液或供临用配成溶液的无菌粉末，大多数成分复杂，分析难度较大。对于成分已知，结构明确的可根据其理化性质进行分析，也要考虑添加剂的影响，排除干扰。

按投料量每1mL注射液含总胆酸7mg。胆酸和猪去氧胆酸与香草酸在硫酸作用下生成的产物在520nm波长处有最大吸收，可用分光光度法测定。

《中国药典》(2005年版)规定："本品每1mL含胆酸($C_{24}H_{40}O_5$)，应为1.50～3.25mg。"

【仪器与试药】

1. 紫外-可见分光光度计、离心机。
2. 冰醋酸、浓硫酸、浓盐酸、香草醛、乙醇、8%(W/V)香草醛试液。
3. 胆酸与猪去氧胆酸对照品，清开灵注射液(市售品)。

【实验步骤】

1. 对照品溶液的配制

精密称取胆酸对照品 32.5mg，猪去氧胆酸对照品 37.5mg，用冰醋酸溶解并稀释成 100mL，摇匀，即得浓度约为 0.7mg/mL 的总胆酸对照品溶液。

2. 标准曲线的制备

精密量取总胆酸对照品溶液 0.1、0.2、0.3、0.4、0.5mL，分别置于具塞刻度试管中，各加冰醋酸稀释到 0.5mL。另取 0.5mL 冰醋酸作空白，分别加入 8%的香草醛乙醇溶液 0.5mL，在水浴中用 80%硫酸稀释至 6mL，摇匀，置 70℃水浴加热 10min；取出冷却，用 1cm 比色皿，在 520nm 波长处测定吸光度，作 $A-C$ 标准曲线并计算其回归方程。

3. 样品溶液的制备

精密吸取注射液 1mL，置离心管中，滴加 6mol/L HCl 1 滴，搅拌使充分沉淀，离心分离，弃去上清液；用 0.2mol/L HCl 液 10 滴洗 2 次，离心，洗液弃去，沉淀用冰醋酸溶解，定量转移到 10mL 量瓶中，用冰醋酸稀释至刻度，摇匀，即得样品溶液。

4. 含量测定

取样品溶液 0.3mL，于刻度试管中，用冰醋酸稀释到 0.5mL，按“标准曲线的制备”测定吸光度。从标准曲线计算出样品溶液的浓度 C_X(mg/mL)，并按下式计算出总胆酸含量相对标示量(%)。

$$含量相对标示量(\%)=\frac{C_X \times D}{B \times 100\%}$$

式中 D 为样品溶液稀释倍数；B 为制剂的标示量。

【实验结果】

1. 绘制标准曲线，计算回归方程和相关系数。

胆酸重量(mg)					
猪去氧胆酸重量(mg)					
体积(mL)	0.1	0.2	0.3	0.4	0.5
C_S(mg/mL)					
A					
回归方程和相关系数					

2. 计算清开灵注射液中总胆酸含量相对标示量(%)。

A			
C_x(mg/mL)			
总胆酸含量(%)			
含量相对标示量(%)			
RSD(%)			

【思考题】

1. 中药注射剂需要检查哪些项目？

2. 本实验中使用了多种酸，分别说明它们的作用。

实验十二　高效液相色谱法测定胃舒宁颗粒中甘草酸的含量

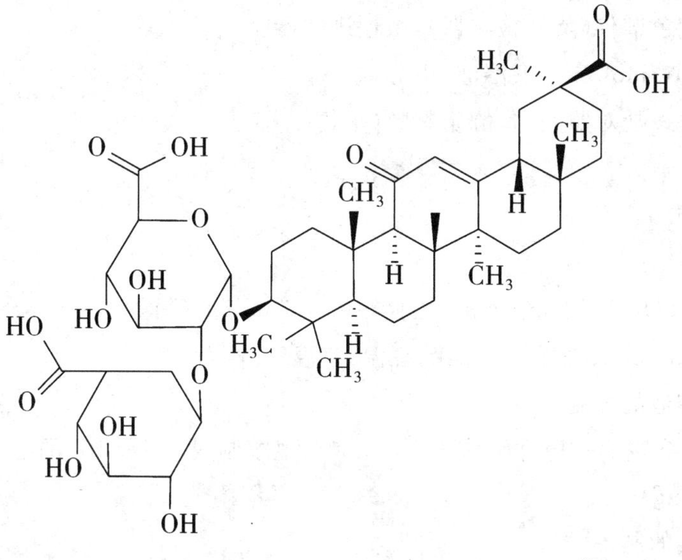

[$C_{42}H_{62}O_{16}$，822.92]

甘草酸

Glycyrrhizic Acid

［化学名称］20β－羧基－11－氧代正齐墩果烷－12－烯－3β基－2－O－β－D－葡萄吡喃糖苷醛酸基－α－D－葡萄吡喃糖苷醛酸；

［理化性质］结晶体(冰醋酸)；易溶于热水及乙醇，几乎不溶于乙醚；mp.：170℃；$[\alpha]_D^{17}$：＋46.2°(C＝1.5，乙醇)；UV λ_{max}＝248、201nm(甲醇)。

【实验目的】

1. 掌握皂苷类化合物的理化性质及样品制备方法；

2. 掌握高效液相色谱法测定中药制剂中有效成分的原理和方法。

【实验原理】

胃舒宁颗粒为甘草、海螵蛸、白芍、白术、延胡索、党参六味药材制备而成的棕黄色颗粒，可补气健脾，制酸止痛。方中君药为甘草，其主要有效成分为三帖皂苷类成分甘草酸，在248nm 波长处有最大紫外吸收，可用 HPLC 法分离并用紫外检测器检测。

本实验采用外标法，高效液相色谱仪进行色谱分离，用紫外吸收检测器，于波长 250nm 处检测甘草酸的吸收值，计算出其含量。

《中国药典》(2005 年版)规定："本品每袋含甘草以甘草酸($C_{42}H_{62}O_{16}$)计，不得少于 20mg。"

【仪器与试药】

1. 高效液相色谱仪(紫外检测器)，微量进样器。
2. 乙腈、0.017mol/L 磷酸溶液、甲醇。
3. 甘草酸单铵盐对照品、胃舒宁颗粒(市售品)。

【实验步骤】

1. 色谱条件

色谱柱：C_{18}(ODS)柱；流动相：乙腈－0.017mol/L 磷酸溶液(35∶65)；检测波长：250nm；流速：1mL/min；进样量：10μL；柱温：室温。

2. 对照品溶液的配制

精密称取甘草酸单铵盐对照品适量，加 60％甲醇制成 0.1g/mL 的溶液(相当于每 1mL 含甘草酸 97.95mg)。

3. 样品溶液的制备

取适量胃舒宁颗粒，混匀，研细，精密称取 0.3g，置具塞锥形瓶中；精密加入甲醇－0.017mol/L磷酸溶液(13∶7)混合溶液 25mL，密塞，称定重量，浸泡 1h，超声处理(功率160W，频率 50kHz)30min；放冷，再称定重量，用上述混合溶液补足减失的重量，摇匀，滤过，取续滤液作为样品溶液。

4. 含量测定

分别精密吸取对照品溶液和样品溶液各 10μL，注入高效液相色谱仪，用紫外吸收检测器于波长 250nm 处测定甘草酸($C_{42}H_{62}O_{16}$)的峰面积(或峰高)，按下式计算出其含量。

$$含量(\%)=\frac{A_X \times C_S \times D}{A_S \times W}\times 100\%$$

式中 C_S表示对照品溶液浓度，A_X和 A_S分别表示样品和对照品峰面积(或峰高)，D 为样品稀释体积，W 为样品重量。

【实验结果】

1. 计算胃舒宁颗粒中甘草酸的含量。

	对照品	样品
重量(mg)		
峰面积(或峰高)		
浓度(mg/mL)		
甘草酸含量(%)		

【思考题】

1. 什么情况下可以采用外标法进行定量分析?
2. 采用外标法定量分析时需要注意什么?

实验十三　高效液相色谱法测定三黄片中大黄素和大黄酚的含量

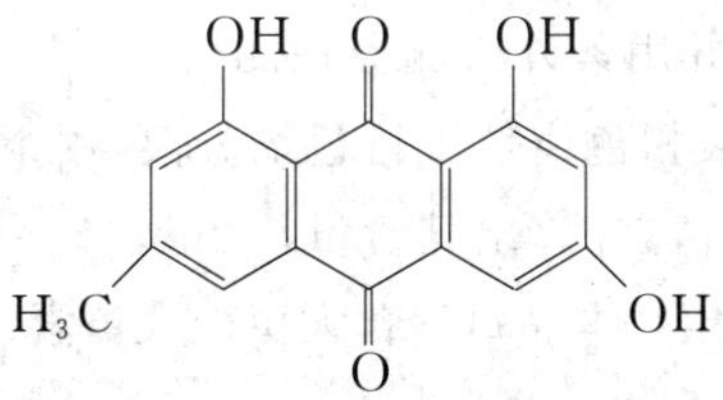

[$C_{15}H_{10}O_5$,270.23]

大黄素

Emodin

[化学名称] 1,3,8-三羟基-6-甲基蒽醌;

[理化性质] 橙黄色长针状结晶(丙酮中结晶为橙色,甲醇中结晶为黄色);几乎不溶于水,溶于乙醇及碱溶液;mp:256℃～257℃;UV λ_{max}=220、252、265、289、437nm(乙醇)。

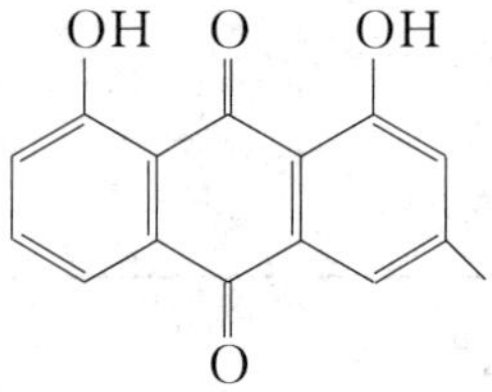

[$C_{15}H_{10}O_4$,254.23]

大黄酚

Chrysophanol

[化学名称] 1,8-二羟基-3-甲基蒽醌;

[理化性质] 六方形或单斜形结晶(乙醇或苯);几乎不溶于水,略微溶于冷醇,易溶于沸乙醇,溶于苯、氯仿、乙醚、冰醋酸及丙酮等,极微溶于石油醚;mp:196℃;UV λ_{max} = 224、257、277、287、429nm。

【实验目的】

1. 掌握蒽醌类化合物的理化性质及样品制备方法;
2. 掌握高效液相色谱法在中药制剂定量分析中的应用。

【实验原理】

三黄片为大黄、盐酸小檗碱、黄芩浸膏制备而成的糖衣片,可清热解毒、泻火通便;方中大黄为君药,其主要有效成分为大黄素和大黄酚等蒽醌类成分,在波长254nm附近有最大紫外吸收,可用HPLC法分离并用紫外检测器检测。

本实验采用外标法,高效液相色谱仪进行色谱分离,用紫外吸收检测器,于254nm波长处检测大黄素和大黄酚的吸收值,计算出其含量。

《中国药典》(2005年版)规定:"本品每片含大黄以大黄素($C_{15}H_{10}O_5$)和大黄酚($C_{15}H_{10}O_4$)总量计算,不得少于1.55mg。"

【仪器与试药】

高效液相色谱仪(紫外检测器),微量注射器(10μL),水浴锅,分液漏斗;甲醇(色谱纯),乙醇,氯仿,醋酸乙酯;大黄素、大黄酚对照品,三黄片(市售品)。

【实验步骤】

1. 色谱条件

色谱柱:C_{18}(ODS)柱;流动相:甲醇-0.1%磷酸溶液(85∶15);检测波长:254nm;流速:1mL/min;进样量:10μL;柱温:室温。

2. 对照品溶液的配制

分别精密称取大黄素和大黄酚对照品适量,加无水乙醇-醋酸乙酯(2∶1)制成每1mL

含大黄素 0.01mg、大黄酚 0.025mg 的混合溶液，即得。

3. 样品溶液的制备

取三黄片 20 片，除去包衣，精密称定，研细（过三号筛）；精密称取适量（约相当于 1 片的重量），置锥形瓶中，精密加乙醇 25mL，密塞，称定重量，置水浴上加热回流 1h；放冷，用乙醇补足减失的重量，滤过，精密量取续滤液 10mL，置烧瓶中，水浴蒸干；加 30% 乙醇-盐酸（10∶1）溶液 15mL，置水浴中加热水解 1h；立即冷却，用氯仿强力振摇提取 4 次，每次 15mL，合并氯仿液，置水浴上蒸干；残渣用无水乙醇-醋酸乙酯（2∶1）溶解，移置 25mL 量瓶中，并稀释至刻度，摇匀，用微孔滤膜（0.45μm）滤过，取续滤液，即得。

4. 含量测定

分别精密吸取对照品溶液和样品溶液各 10μL，注入液相色谱仪，用紫外吸收检测器于波长 254nm 处测定大黄素和大黄酚的峰面积（或峰高），按下式计算出其含量相对标示量。

$$含量相对标示量(\%)=\frac{A_X \times C_S \times D \times \overline{W}}{A_S \times W \times B}\times 100\%$$

式中，A_S 和 C_S 分别为对照品溶液中大黄素或大黄酚的峰面积（或峰高）和浓度，A_X 为样品溶液中大黄素或大黄酚的峰面积（或峰高），D 为样品稀释体积，$\overline{W}$ 为平均片重，W 为样品称取量，B 为制剂的标示量。

【实验结果】

1. 计算三黄片中大黄素和大黄酚含量相对标示量。

	对照品溶液		样品溶液	
	大黄素	大黄酚	大黄素	大黄酚
W(mg)			—	—
峰面积（或峰高）				
含量相对标示量(%)	—	—		

【思考题】

1. 影响理论塔板数的因素有哪些？实验中色谱柱一定时如何提高理论塔板数？
2. 影响分离度的因素有哪些？实验中色谱柱一定时如何提高分离度？

实验十四　气相色谱法测定十滴水软胶囊中樟脑的含量

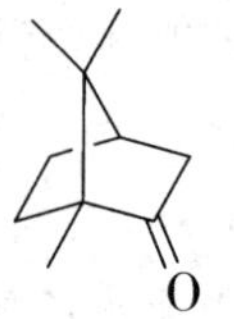

[$C_{10}H_{16}O$,152.23]

樟脑

Camphor

[化学名称] 1,7,7-三甲基二环[2,2,1]庚烷-2-酮；

[理化性质] 无色粒状、针状或片状结晶；能溶于二硫化碳、苯、甲苯、二甲苯、丙酮等多种有机溶剂，极易溶于氯仿、乙醚和乙醇，微溶于水；mp：174℃～179℃；$[\alpha]_D^{20}$：+41°～+43°(乙醇)。

【实验目的】

1. 掌握挥发性化合物的理化性质及固体制剂样品制备方法；
2. 掌握气相色谱法在中药制剂定量分析中的应用。

【实验原理】

十滴水软胶囊为樟脑、干姜、大黄、小茴香、肉桂、辣椒、桉油七味药材制备而成的棕色的软胶囊，可健胃、祛暑；方中君药樟脑为挥发性成分，可用气相色谱法进行含量测定。

本实验采用内标法，样品经无水乙醇提取后，在提取液中加入薄荷醇内标物，注入气相色谱仪进行色谱分离，用氢火焰离子化检测器，测定樟脑的含量。

《中国药典》(2005年版)规定："本品每粒含樟脑($C_{10}H_{16}O$)不得少于53mg。"

【仪器与试药】

1. 气相色谱仪(氢火焰离子化检测器)，1m不锈钢螺旋柱，微量注射器(1μL)。
2. 无水乙醇，聚乙二醇(PEG)-20M。
3. 十滴水软胶囊(市售品)，薄荷醇对照品，樟脑对照品。

【实验步骤】

1. 色谱条件

进样器、柱箱、检测器温度：150℃、105℃、140℃。

载气(N_2)、氢气、空气流速：20、35、300mL/min

进样量:1μL。

2. 对照品溶液的配制

精密称取樟脑对照品 50mg,置 10mL 量瓶中,精密加入薄荷醇内标物质 50mg,加无水乙醇至刻度,摇匀,作为对照品溶液。

3. 样品溶液的制备

精密称取样品 0.8g,置具塞试管中,用无水乙醇提取 5 次,每次 4mL,分取乙醇提取液,合并,转移至 25mL 量瓶中,精密加入薄荷醇 125mg,加无水乙醇使其溶解,并稀释至刻度,摇匀,作为样品溶液。

4. 样品测定

在同一色谱条件下,取对照品溶液与样品溶液 1μL 分别注入气相色谱仪测定。根据色谱图记录各组分峰面积(或峰高),按下式计算相对校正因子和樟脑的含量。

$$f=\frac{A_S \times C_R}{A_R \times C_S}$$

$$含量(\%)=\frac{A_X{}' \times f \times C_S{}' \times D}{A'_S \times W} \times 100\%$$

式中,f 为相对校正因子;A_S和 C_S分别为对照品溶液中薄荷醇的峰面积(或峰高)和浓度;A_R和 C_R分别为对照品溶液中樟脑的峰面积(或峰高)和浓度;A_X为样品溶液中樟脑的峰面积(或峰高);$A_S{}'$和 $C_S{}'$分别为样品溶液中薄荷醇的峰面积(或峰高)和浓度,D 为样品溶液稀释体积,W 为样品称取量。

【实验结果】

计算十滴水软胶囊中樟脑的含量。

	对照品溶液		样品溶液	
	樟脑	薄荷醇	样品	薄荷醇
W(mg)				
峰面积(或峰高)				
C(mg/mL)			—	
樟脑含量(%)				

【思考题】

1. 本实验中为什么选择薄荷醇作为内标物质,即内标物质应该满足哪些要求?

2. 如何设定进样器、柱箱和检测器温度?若实验过程中温度稍有变化,对定量结果有何影响?

实验十五　气相色谱法测定风油精中薄荷醇的含量

【实验目的】

1. 掌握挥发性化合物的理化性质及液体制剂样品制备方法；
2. 掌握气相色谱法在中药制剂定量分析中的应用。

【实验原理】

风油精为薄荷醇、樟脑、桉油、丁香酚、水杨酸甲酯五种成分制备而成的淡绿色澄清油状液体，可清凉、止痛、祛风、止痒；其中薄荷醇、樟脑、水杨酸甲酯等为挥发性芳香油类成分，可采用气相色谱法进行含量测定。

根据同一物质在同一色谱柱上保留时间相同的原理，以薄荷醇对照品液为对照，确定出样品液中薄荷醇峰的位置；再采用内标法测定风油精中薄荷醇的含量。

【仪器与试药】

1. 气相色谱仪（氢火焰离子化检测器），1m 不锈钢螺旋柱，微量注射器（1μL）。
2. 乙酸乙酯，聚乙二醇（PEG）- 20M。
3. 风油精（市售品），薄荷醇对照品，萘对照品。

【实验步骤】

1. 色谱条件

进样器、柱箱、检测器温度：180℃、120℃、140℃；

载气（N_2）、氢气、空气流速：20、35、300mL/min；

进样量：1μL。

2. 内标溶液的配制

取萘 0.5g，精密称定，置 50mL 容量瓶中，加乙酸乙酯溶解（如不溶可用 60℃水浴加热溶解），并稀释至刻度，即得浓度为 10mg/mL 的内标溶液。

3. 对照品溶液的配制

取薄荷醇对照品 0.1g，精密称定，置 10mL 容量瓶中，用内标溶液溶解并稀释至刻度，即得浓度为 10mg/mL 的对照品溶液。

4. 样品溶液的配制

精密吸取风油精 0.5mL，置 10mL 容量瓶中，用内标液溶解并稀释至刻度，即得。

5. 样品测定

在同一色谱条件下，取对照品溶液与样品溶液 1μL 分别注入气相色谱仪测定。根据色谱图记录各组分峰面积(或峰高)，根据下式计算校正因子和薄荷醇的含量。

$$f=\frac{A_S \times C_R}{A_R \times C_S}$$

$$含量相对标示量(\%)=\frac{A_X{}' \times f \times C_S{}' \times D}{A_S{}' \times B}$$

式中，f 为校正因子，A_S和 C_S分别为对照品溶液中萘的峰面积(或峰高)和浓度，A_R和 C_R分别为对照品溶液中薄荷醇的峰面积(或峰高)和浓度，A_X为样品溶液中薄荷醇的峰面积(或峰高)，$A_S{}'$和 $C_S{}'$分别为样品溶液中萘的峰面积(或峰高)和浓度，D 为样品溶液稀释体积，B 为制剂的标示量。

【实验结果】

计算风油精中薄荷醇的含量。

	对照品溶液		样品溶液	
	萘	薄荷醇	萘	薄荷醇
W(mg)				
峰面积(或峰高)				
C(mg/mL)				
含量相对标示量(%)				

【思考题】

1. 实验中是否要严格控制进样量？为什么？
2. 如何设定载气流量？若实验过程中载气流量稍有变化，对定量结果有何影响？

第四章　生物药物分析

实验一　中性蛋白酶活力测定条件实验

【实验目的】

1. 掌握中性蛋白酶活力测定的原理与方法；
2. 熟悉酶活力测定条件实验设计；
3. 熟悉正交实验设计方法。

【实验原理】

中性蛋白酶是一种蛋白水解酶，它的活力测定主要是以酪蛋白为底物，在适宜条件下，中性蛋白酶催化底物（酪蛋白）水解，水解产物中不能被三氯醋酸沉淀的物质与福林试剂在碱性条件下反应生成有色物质，于 680nm 处测定其吸光度，以酪氨酸为标准对照品计算其活力。

中性蛋白酶的催化作用受底物浓度、缓冲液 pH 值、反应时间及酶浓度等因素的影响。试验以 0.01%（g/mL）的中性蛋白酶溶液为供试液，酪蛋白为底物，用正交实验分析确定中性蛋白酶活力测定的最佳条件，为建立中性蛋白酶活力测定提供依据。

【仪器与试剂】

1. 紫外-可见分光光度计，恒温水浴锅，温度计。

2. 中性蛋白酶，酪蛋白，酪氨酸，三氯醋酸，福林试剂，0.55mol/L Na_2CO_3溶液，磷酸盐缓冲液（pH 值分别为 7.0、7.2、7.4）。

【实验步骤】

1. 实验设计

考察 4 个影响因素：底物浓度、缓冲液 pH 值、反应时间和酶浓度；每个因素选 3 个水平。选用 $L9(4^3)$正交表进行试验。

表 2-2　L9(4^3)正交试验安排表

	缓冲液 pH 值	底物浓度(%)	反应时间(min)	酶量(mL)
序号	A	B	C	D
1	7.0	0.5	10	0.3
2	7.0	0.7	20	0.4
3	7.0	0.9	30	0.5
4	7.2	0.5	20	0.5
5	7.2	0.7	30	0.3
6	7.2	0.9	10	0.4
7	7.4	0.5	30	0.4
8	7.4	0.7	10	0.5
9	7.4	0.9	20	0.3

2. 标准溶液的配制

称取酪氨酸标准品 100mg，精密称定，置 100mL 量瓶，加水使其溶解并稀释至刻度，摇匀，作为标准溶液。

3. 样品溶液的配制

称取中性蛋白酶标准品 100mg，精密称定，置 10mL 量瓶，加水使其溶解并稀释至刻度，摇匀，作为样品贮备液；精密量取样品贮备液 1.0mL，置 100mL 量瓶，加水稀释至刻度，摇匀，作为样品溶液。

4. 标准曲线的制作

取酪氨酸标准溶液 0.1、0.2、0.3、0.4、0.5mL，分别置于 5 支 10mL 离心管中。各加磷酸盐缓冲液(pH=7.2)至 1.0mL，另取试管一支加磷酸盐缓冲液(pH=7.2)1.0mL 为空白。将上述试管置 37℃水浴中保温 5min，以后每隔 30s 依次往各试管中加 0.5%酪蛋白溶液(先在 37℃水浴中保温 5min)2.0mL，置 37℃水浴中反应 10min；再按加入酪蛋白溶液的顺序依次每隔 30s 取出一支试管，加 10%三氯醋酸溶液 3.0mL；分别过滤，吸取滤液 1.0mL，各加 0.55mol/L Na_2CO_3溶液 5.0mL，福林试剂 1.0mL，摇匀后置 37℃水浴保温 20min。显色后，用紫外-可见分光光度计在 680nm 波长处测定其吸光度。以吸光度为纵坐标，浓度为横坐标绘制标准曲线。

5. 样品测定

精密量取 1～9 号样品液，分别置于试管中，各加磷酸盐缓冲液至 1.0mL，另取试管 3 支分别加磷酸盐缓冲液(pH=7.0、7.2、7.4)1.0mL 为空白。将上述试管置 37℃水浴中保温

5min，其余步骤同标准曲线的制备。

【实验结果】

1. 绘制标准曲线，计算回归方程和相关系数。

DNA 重量(mg)					
体积(mL)	0.1	0.2	0.3	0.4	0.5
C_S(mg/mL)					
A					
回归方程和相关系数					

2. 确定中性蛋白酶活力测定的最佳条件。

试验号	1	2	3	4	5	6	7	8	9
吸光度									

水平	因素			
	A	B	C	D
I				
II				
III				
极差				
结论				

【注意事项】

1. 加入三氯醋酸的溶液应避免激烈振摇，以防乳化。
2. 反应时间要准确，做酶学实验所用的器皿必须洁净、干燥，定量准确。

【思考题】

1. 什么是酶的最适温度、最适 pH 值？有何实际意义？
2. 影响酶的催化活性的因素有哪些？简要说明作用原理。
3. 酶学实验必须注意控制哪些条件？为什么？

实验二　乳酸脱氢酶的活力测定

【实验目的】

1. 掌握比色法测定酶活性的原理和方法；
2. 熟悉 LDH 活力测定原理。

【实验原理】

乳酸脱氢酶(lactate dehydrogenase,LDH)广泛存在于生物细胞内,是糖代谢酵解途径的关键酶之一,可催化下列可逆反应。

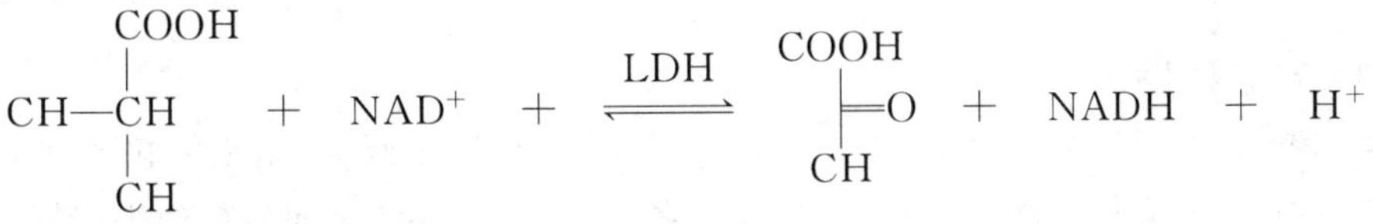

L-乳酸　　氧化型辅酶 I　　丙酮酸　　还原型辅酶 I

LDH 可溶于水或稀盐溶液。组织中 LDH 含量测定方法很多,其中紫外分光光度法较为简单、快速。鉴于 NADH 和 NAD^+ 分别在 340nm 和 260nm 处有最大吸收峰,因此以 NAD^+ 为辅酶的各种脱氢酶都可通过 340nm 光吸收值的改变,定量测定酶的含量。本实验首先在基质液中加入丙酮酸及 NADH,再在一定条件下加入一定量酶液,观察反应过程中 340nm 处光吸收值的变化情况。如果变化值越大,则说明 LDH 的活力越高。其活力单位定义是:在 25℃,pH=7.5 条件下使 A_{340nm} 每 min 下降 1.0 的酶量为 1 个单位。据此定量测定每克湿重组织中的 LDH 单位数,再根据蛋白质的含量即可计算 LDH 的比活力(U/mg)。

利用上述原理,通过改变不同底物则可测定相应脱氢酶反应过程中 A_{340nm} 的变化值,从而定量测定酶活力,如苹果酸脱氢酶、醇脱氢酶、醛脱氢酶、甘油醛-3-磷酸脱氢酶等,适用范围很广。

【仪器与试剂】

1. 仪器

组织捣碎机,紫外分光光度计,恒温水浴。

2. 试剂

溶液 A(50mmol/L K_2HPO_4):称 K_2HPO_4 1.74g 加水溶解并定容至 200mL。

溶液 B(50mmol/L KH_2PO_4)：称 KH_2PO_4 3.40g 加水溶解并定容至 500mL。

缓冲液母液 C(50mmol/L 磷酸氢二钾-磷酸二氢钾，pH＝6.5)：取溶液 A 31.5mL＋溶液 B 68.5mL，调节 pH 值至 6.5，置 4℃冰箱备用。

缓冲液 D(10mmol/L 磷酸氢二钾-磷酸二氢钾，pH＝6.5)：用缓冲液母液 C 稀释 5 倍即得，现用现配。

缓冲液 E：0.1mol/L 磷酸盐缓冲液(pH＝7.5)，现用现配。

NADH 溶液：称取 NADH 对照品 3.5mg，置试管中，加 0.1mol/L 磷酸缓冲液(pH＝7.5)1.0mL，使其溶解，现用现配。

丙酮酸溶液：称取丙酮酸钠 2.5mg，加 0.1mol/L 磷酸缓冲液(pH＝7.5)29.0mL，使其溶解，现用现配。

3. 材料

动物肌肉、肝、心、肾等组织。

【实验步骤】

1. 制备肌肉匀浆

称取 20g 兔肉，按 W/V＝1/4 比例加入 4℃预冷的缓冲液 D，用组织捣碎机捣碎，每次 10s，连续 3 次。将匀浆液倒入烧杯中，置 4℃冰箱中提取过夜，过滤后得到组织提取液。

2. LDH 活力测定

试验时预先将丙酮酸溶液及 NADH 溶液放在 25℃水浴中预热。取 2 只石英比色杯，在 1 只比色杯中加入缓冲液 E 3.0mL，置于紫外分光光度计中，在 340nm 处将吸光度调节至零；另一只比色杯用于测定 LDH 活力，依次加入丙酮酸钠溶液 2.9mL，NADH 溶液 0.1mL，加盖摇匀后，测定 340nm 波长处的吸光度值(A_{340nm})；取出比色杯，加入经稀释的酶液 10μL，立即计时，摇匀后，每隔 0.5min 测 A_{340nm}，连续测定 3min。以 A_{340nm} 对时间 t 作图，取反应最初线性部分，计算 A_{340nm} 每 min 减少值。按下式计算每毫升组织提取液中 LDH 活力单位：

LDH 活力单位(U/mL 提取液)＝ΔA_{340nm}/min×稀释倍数/10×10^{-3}mL

提取液中 LDH 总活力单位＝LDH 活力单位(U/mL)×总体积

【实验结果】

1. 以 A_{340nm} 对时间 t 作图。

2. 计算提取液中 LDH 活力单位。

t(min)	0	0.5	1.0	1.5	2.0	2.5	3.0
A_{340nm}							
ΔA_{340nm}/min							

（续表）

t(min)	0	0.5	1.0	1.5	2.0	2.5	3.0
稀释倍数							
LDH 活力单位（U/mL 提取液）							
提取液总体积（mL）							
LDH 总活力单位（U）							

【注意事项】

1. 实验材料应尽量新鲜，如取材后不立即用，则应贮存在－20℃冰箱。
2. NADH 溶液应在临用前配制。
3. 加入酶液的稀释度（或加入量）应控制 A_{340nm} 每分钟下降值在 0.1～0.2 之间。

【思考题】

1. 酶活力测定的方法有哪些？其测定原理是什么？本实验属于哪一种？
2. 除了紫外-可见分光光度法之外，酶法分析的检测方法还有哪些？

实验三　三磷酸腺苷二钠片的含量测定

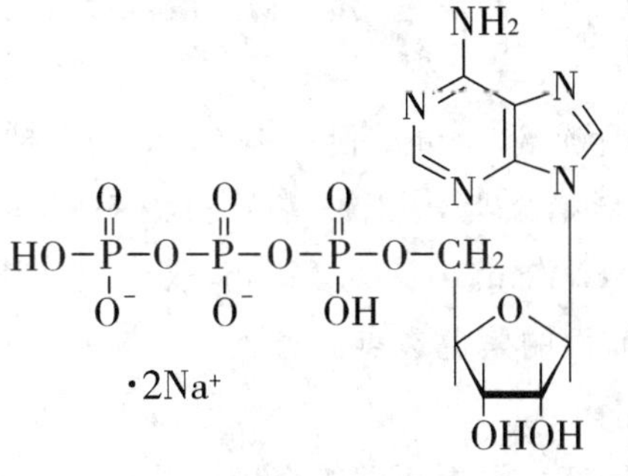

［$C_{10}H_{14}N_5Na_2O_{13}P_3$，551.14］

三磷酸腺苷二钠

Adenosine Disodium Triphosphate

［化学名称］腺嘌呤核苷-5′-三磷酸酯二钠盐；

［理化性质］易溶于水，不溶于乙醇；mp：189℃。

【实验目的】

1. 掌握三磷酸腺苷二钠片含量测定的原理和操作；

2. 熟悉电泳法在生物药品分析中的应用。

【实验原理】

三磷酸腺苷二钠（ATP）在生产过程及贮存期间均易引入二磷酸腺苷（ADP）与单磷酸腺苷（AMP）等杂质。ATP 分子中的腺嘌呤碱基具有双键，在适当 pH 值介质中有强的紫外吸收，可用紫外分光光度法测定。但直接测定时杂质有干扰，可先利用电泳分离 ATP 后，再用紫外分光光度法进行测定。

【仪器与试剂】

电泳仪，色谱滤纸，紫外分光光度计，10μL 微量注射器，紫外灯，烘箱；枸橼酸，枸橼酸钠，1mol/L 甲酸溶液，0.01mol/L HCl 溶液。

【实验步骤】

1. 缓冲溶液与滤纸的制备

(1)枸橼酸盐缓冲溶液（pH＝3.0）：取枸橼酸（$C_6H_8O_7 \cdot H_2O$）39.04g 与枸橼酸钠（$C_6H_5O_7Na_3 \cdot H_2O$）4.12g，加水 4000mL 溶解。

(2)箔纸：取色谱滤纸置 1mol/L 甲酸溶液中浸泡，取出，用水漂洗至洗液的 pH 值不低于 4，置 60℃烘箱烘干，备用。

2. 样品溶液的制备

取本品 20 片，除去肠溶衣后，精密称定，研细；精密称取适量（约相当于 ATP 0.25g），加水溶解并定容至 25mL；振摇 30min，滤过，弃去初滤液，取续滤液作为样品溶液，备用。

3. 电泳分离

取 30cm×3cm 滤纸条，距底部 5cm 处画一基线，干法点样 10μL；将纸条置于盛有枸橼酸盐缓冲液（pH＝3.0）的电泳槽架上，点样一端置负极一侧，同时作一空白对照；待纸条湿润后，调整电压梯度为 16～18V/cm，电泳 1～1.5h，取出，立即吹干，置紫外灯（254nm）下检视，用铅笔画出跑在滤纸最前面的紫色斑点。

4. 含量测定

剪下样品斑点和与斑点位置、面积相近的空白滤纸，剪成细条，分别置试管中，各精密加入 0.01mol/L HCl 溶液 5.0mL，摇匀，放置 1h，待纸纤维下沉，倾取上清液，在 257nm 波长处测定吸光度，按 $C_{10}H_{14}N_5Na_2O_{13}P_3$ 的吸收系数（$E_{1cm}^{1\%}$）为 263 计算，即得。

【实验结果】

1. 计算三磷酸腺苷二钠片中三磷酸腺苷二钠的含量。

$$C_x=\frac{A_x}{E_{1cm}^{1\%}\times 100}$$

$$含量相对标示量(\%)=\frac{C_x\times D\times \overline{W}}{W\times B}\times 100\%$$

式中：C_x为样品溶液浓度，A_x为样品溶液的吸光度，D为样品溶液的稀释体积，$\overline{W}$为平均片重，W为样品称取量，B为制剂的标示量。

$W_{总}$(mg)			
$\overline{W}$(mg)			
W(mg)			
A_x			
C_x(mg/mL)			
ATP 含量(%)			
含量相对标示量(%)			
RSD(%)			

【注意事项】

1. 枸橼酸盐缓冲液离子强度与 pH 值均对电泳有影响，以 0.05mol/L 和 pH=3.0 的分离效果与分离速度最佳。

2. 色谱滤纸薄型较厚型对 ATP 吸附少，回收率高。

3. 微量注射器宜校正后使用，实际容积与标示容积相差应不大于 1%～2%。

4. 样品测定的相对标准偏差可为 0.5%～2.5%，为便于结果判断，卫生部药品标准规定用三份结果的均数。若三份结果的相对标准偏差大于 3%，应进行重复试验。

【思考题】

1. 枸橼酸盐缓冲液离子强度与 pH 值对电泳有何影响？

2. 为什么在测定三磷酸腺苷二钠片含量时要先用电泳法分离然后再测定，而不是直接测定？

实验四　SDS-聚丙烯酰胺凝胶电泳法测定蛋白质分子量

【实验目的】

1. 掌握 SDS-PAGE 法测定蛋白质分子量的原理；
2. 掌握垂直板型电泳的基本操作技术。

【实验原理】

蛋白质在聚丙烯酰胺凝胶中电泳时，其迁移率取决于它所带净电荷以及分子的大小和形状等因素。1967 年，Shapiro 等人发现，如果在聚丙烯酰胺凝胶系统中加入阴离子去污剂十二烷基磺酸钠(sodium dodecyl sulfate，SDS)，则蛋白质分子的电泳迁移率主要取决于它的分子量，而与所带电荷和形状无关。

实验证明，在蛋白质溶液中加入 SDS 和巯基乙醇后，巯基乙醇能使蛋白质分子中的二硫键还原；SDS 能使蛋白质的氢键、疏水键打开，并结合到蛋白质分子上，形成蛋白质-SDS 复合物。在一定条件下，SDS 与大多数蛋白质的结合比为 1.4g SDS/1g 蛋白质。由于十二烷基磺酸根带负电，使各种蛋白质的 SDS-复合物都带上相同密度的负电荷，它的量大大超过了蛋白质分子原有的电荷量，因而掩盖了不同种类蛋白质间原有的电荷差别。这样的蛋白质-SDS 复合物，在凝胶电泳中的迁移率，不再受蛋白质原有电荷和形状的影响，而只是蛋白质分子量的函数。

因此，测定某个蛋白质的分子量，只需比较它和一系列已知分子量的蛋白质在 SDS-凝胶电泳时的迁移率即可。用这种方法测定蛋白质的分子量，简便、快速，只需要廉价的设备和微克量的蛋白质样品；所得结果，在分子量为 15,000～200,000 的范围内，与用其他方法测得的分子量相比，误差一般在±10%以内。因此，近几年来，SDS-凝胶电泳测定分子量的方法已得到非常广泛的应用和迅速的发展。

【仪器与试剂】

1. 仪器

夹心式垂直板电泳槽，凝胶模(135×100×1.5mm)，直流稳压电源(电压 300～600V，电流 50～100mA)，1mL 注射器及 6 号长针头，微量注射器(10μL 或 50μL)，水泵或油泵，真空干燥器，培养皿(Φ120mm)。

2. 试剂

磷酸氢二钠($Na_2HPO_4 \cdot 2H_2O$ 或 $Na_2HPO_4 \cdot 12H_2O$，AR)，磷酸二氢钠($NaH_2PO_4 \cdot$

H_2O 或 $NaH_2PO_4 \cdot 2H_2O$,AR),SDS,巯基乙醇,甘油或蔗糖,溴酚蓝,丙烯酰胺,次甲基双丙烯酰胺,过硫酸铵,TEMED,甲醇,冰醋酸,考马斯亮蓝 R250,牛血清蛋白,标准蛋白质(低分子量标准蛋白试剂盒)。

蛋白质名称	*Mr*
磷酸化酶 B	94 000
牛血清蛋白	67 000
肌动蛋白	43 000
磷酸酐酶	30 000
烟草花叶病毒外壳蛋白	17 500

【实验步骤】

1. 试液的配制

(1)0.2mol/L 磷酸盐缓冲液(pH=7.2):称取磷酸氢二钠 $Na_2HPO_4 \cdot 2H_2O$ 25.63g 或 $Na_2HPO_4 \cdot 12H_2O$ 51.58g,再称取磷酸二氢钠 $NaH_2PO_4 \cdot H_2O$ 7.73g 或 $NaH_2PO_4 \cdot 2H_2O$ 8.74g,加水溶解并定容至 1000mL。

(2)样品溶解液:0.01mol/L 磷酸盐缓冲液(pH=7.2),内含 1%SDS、1%巯基乙醇、10%甘油或 40%蔗糖及 0.02%溴酚蓝。用来溶解标准蛋白质及待测固体蛋白质样品,配制方法如下。

SDS	溴酚蓝	巯基乙醇	甘油	0.2mol/L 磷酸盐缓冲液	加水至总体积
100mg	2.0mg	0.1mL	1.0mL	0.5mL	10mL

(3)凝胶贮液:称取丙烯酰胺 30g,次甲基双丙烯酰胺 0.8g,加水溶解并稀释至 100mL,过滤后置棕色瓶,4℃贮存可用 1~2 个月。

(4)0.2%SDS 溶液:称取 SDS 0.2g,加 0.2mol/L 磷酸盐缓冲液(pH=7.2)溶解并稀释至 100mL,4℃贮存;用前稍加温使 SDS 溶解。

(5)1%TEMED:取 TEMED 1mL,加水稀释至 100mL,置棕色瓶内 4℃贮存。

(6)10%过硫酸铵:称取过硫酸铵 1g,加水溶解并稀释至 100mL,置棕色瓶内,4℃贮存;此液应每周新配。

(7)电极缓冲液:称取 SDS 1g,加 0.2mol/L 磷酸盐缓冲液(pH=7.2)500mL,再加水定容至 1000mL。

(8)固定液:取 50%甲醇 454mL,冰醋酸 46mL 混匀。

(9)染色液:称取考马斯亮蓝 R250 0.125g,加固定液 250mL,过滤。

(10)脱色液:取冰醋酸 75mL,甲醇 50mL,加水稀释至 1000mL。

2. 安装夹心式垂直板电泳槽

3. 凝胶的制备

根据所测蛋白质分子量范围,选择适宜的分离胶浓度。按下表配制 20mL 所需浓度的分离胶,用细长头滴管将分离胶混合液加到两块玻璃板的缝隙内直至距离短玻璃板上缘 0.5cm 处,插入样品槽模板。为防止渗漏,可在上、下电极槽中加入纯化水,但不能超过短板,以防凝胶被稀释;约 30min,凝胶聚合,继续放置 20~30min 后,倒去上、下电极槽中的纯化水,小心拔出梳形样品槽模板,用窄条滤纸吸去残余水分,注意不要弄破凹形加样槽的底面。倒入电极缓冲液即可进行预电泳或准备加样。

分离胶浓度	5%	7.5%	10%
凝胶贮液(mL)	3.33	5.00	6.66
0.2%SDS 溶液(mL)	10.00	10.00	10.00
1%TEMED(mL)	2.00	2.00	2.00
水(mL)	4.57	2.90	1.23
混匀后,置真空干燥器中抽气 10min			
10%过硫酸铵(mL)	0.10	0.10	0.10

4. 样品的处理

根据分子量标准蛋白试剂盒的要求加样品溶解液,溶解后,将其转移到具塞小离心管中,轻轻盖上盖子(不要塞紧以免加热迸出),在 100℃沸水浴中保温 3min,取出冷却后加样。如处理好的样品暂时不用,可在 -20℃冰箱内保存较长时间,使用前在 100℃沸水中加热 3min,以除去亚稳态聚合。

5. 加样

一般每个凹形样品槽内,只加一种样品或已知分子量的混合标准蛋白质,加样体积要根据凝胶厚度及样品浓度灵活掌握,一般加样体积为 10~15μL(即 2~10μg 蛋白)。如样品较稀,加样体积可达 100μL。如样品槽中有气泡,可用注射器针头挑除。加样时,将微量注射器的针头通过电极缓冲液伸入加样槽内,尽量接近底部,轻轻推动微量注射器,注意针头勿碰破凹形槽胶面。由于样品溶解液中含有比重较大的蔗糖或甘油,因此样品溶液会自动沉降在凝胶表面形成样品层。

6. 电泳

在电极槽中倒入电极缓冲液,连接电泳仪与电泳槽,上槽接负极,下槽接正极。打开电源，将电流调至 20mA，待样品进入分离胶后，将电流调至 50mA，待染料前沿迁移至距硅橡胶框底边 1～1.5cm 处，停止电泳，一般需 5～6h。

7. 凝胶剥离与固定

电泳结束后，取下凝胶，卸下硅橡胶框，用不锈钢药铲或镊子撬开短玻璃板，在凝胶板切下一角作为加样标志，在两侧溴酚蓝染料区带中心，插入细铜丝作为前沿标记。将凝胶板放在大培养皿内，加入固定液，固定过夜。

8. 染色与脱色

将染色液倒入培养皿中，染色 1h 左右，用纯化水漂洗数次，再用脱色液脱色，直到蛋白质区带清晰，即可计算相对迁移率。

【实验结果】

1. 绘制标准曲线

将大培养皿放在一张坐标纸上，量出加样端与细铜丝间的距离(cm)以及各蛋白质样品区带中心与加样端的距离(cm)，按下式计算相对迁移率 m_R：

$$m_R = \frac{\text{蛋白样品距加样端迁移}}{\text{溴酚蓝区带距加样端距离}}$$

以标准蛋白质的相对迁移率为横坐标，标准蛋白质分子量为纵坐标在半对数坐标纸上作图，可得到一条标准曲线。

2. 根据未知蛋白质样品相对迁移率直接在标准曲线上查出其分子量。

Lg(Mr)	4.97	4.83	4.63	4.48	4.24
蛋白样品距加样端迁移(cm)					
溴酚蓝区带距加样端距离(cm)					
标准蛋白 m_R					
样品 m_R					
样品分子量					

【注意事项】

1. 由于与凝胶聚合有关的硅橡胶条、玻璃板表面不光滑洁净，在电泳时会造成凝胶与玻璃板或硅橡胶条剥离，产生气泡或滑胶，剥胶时凝胶易断裂。为防止这种现象，所用器材均应严格地清洗。硅橡胶条的凹槽、样品槽模板及电泳槽用泡沫海绵蘸取“洗洁净”仔细清洗。玻璃板在重铬酸钾洗液中浸泡 3～4h 或在 0.2mol/L KOH 的酒精溶液中浸泡 20min

以上，然后用清水洗净，再用泡沫海绵蘸取"洗洁净"反复刷洗，最后用纯化水冲洗，直接阴干或用乙醇冲洗后阴干。

2. 安装电泳槽和镶有长、短玻璃板的硅橡胶框时，位置要端正，均匀用力旋紧固定螺丝，以免缓冲液渗漏。样品槽板梳齿应平整光滑。

3. 电泳时，电泳仪与电泳槽间正、负极不能接错，以免样品反方向泳动，电泳时应选用合适的电流和电压，过高或过低均会影响电泳效果。

4. SDS 纯度：在 SDS－PAGE 中，需高纯度的 SDS，市售化学纯 SDS 需重结晶一次或两次方可使用。

5. 用 SDS 处理蛋白质样品时，每次都要在沸水浴中保温 3～5min，以免有亚稳聚合物存在。

6. 标准蛋白质的相对迁移率最好在 0.2～0.8 之间均匀分布。值得指出的是，每次测定未知物分子量时，都应同时用标准蛋白制备标准曲线，而不是利用过去的标准曲线。用此法测定的分子量只是它们的亚基或单条肽链的分子量，而不是完整的分子量。为测得精确的分子量范围，最好用其他测定蛋白分子量的方法加以校正。此法对球蛋白及纤维状蛋白的分子量测定较好，对糖蛋白，胶原蛋白等分子量测定差异较大。

7. 应采用低离子强度的样品。如样品中离子强度高，则应透析或经离子交换除盐。加样时，应保持凹形加样槽胶面平直。加样量以 10～15μL 为宜，如样品系较稀的液体状，为保证区带清晰，加样量可增加，同时应将样品溶解液浓度提高两倍或更高。

实验五　茚三酮比色法测定谷氨酸的含量

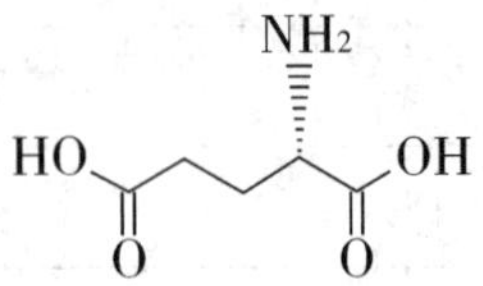

[$C_5H_9NO_4$，147.13]

谷氨酸

Glutamic Acid

[化学名称] L－2－氨基戊二酸；

[理化性质] 微溶于冷水，易溶于热水，几乎不溶于乙醚、丙酮冰醋酸、乙醇和甲醇；mp：205℃；$[\alpha]_D^{20}$：+31.5°～+32.5°。

【实验目的】

1. 掌握茚三酮法测定氨基酸含量的原理和方法；

2. 熟悉茚三酮法测定氨基酸含量的影响因素。

【实验原理】

茚三酮是氨基酸和多肽显色的重要试剂，在微酸性溶液中与氨基酸加热，发生下列氧化、脱氨、脱羧作用：

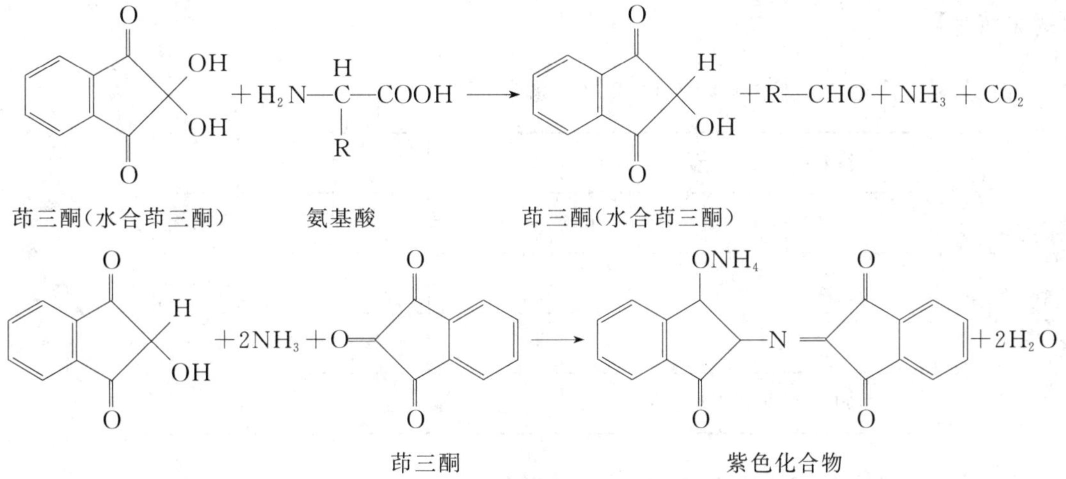

在第二步反应中，茚三酮与反应产物氨和还原型茚三酮发生作用而生成紫色化合物，在570nm波长处有最大吸收。利用这个颜色反应可以作为氨基酸的比色测定方法。在用纸层析或柱层析把各种氨基酸分开后，利用茚三酮显色法，可以定性或定量测定各种氨基酸。该方法灵敏，可以测定微量氨基酸(0.5～50μg)，操作简便，较为常用。

《中国药典》(2005年版)规定“按干燥品计算，含$C_5H_9NO_4$不得少于98.5%。”

【仪器与试剂】

1. 紫外-可见分光光度计，水浴锅，小玻璃泡(根据试管大小制作)。

2. 乙酸钠，乙酸，乙醇，茚三酮，还原茚三酮，乙二醇甲醚。

【实验步骤】

1. 对照品溶液的配制

精密称取谷氨酸对照品10.0mg，置100mL容量瓶中，加水溶解并稀释至刻度，即得0.1mg/mL的对照品溶液。

2. 标准曲线的制作

取10只试管分成两组，分别加入对照品溶液0.1、0.2、0.5、1.0、2.0mL，用水补足到

1mL；以 1mL 水代替氨基酸溶液作为空白对照。加 2mol/L 乙酸缓冲液（pH=5.4）1mL 充分混合；然后加入茚三酮显色液 1mL，充分混合后，用玻璃泡将试管口盖住，在 100℃水浴中加热 15min；用自来水冷却，放置 5～10min 后，加入 60%乙醇 3mL 稀释，充分摇匀；于 570nm 波长处测定吸光度。取两组测定的平均值，以氨基酸浓度为横坐标，吸光度值为纵坐标，绘制标准曲线作为定量的依据。

3. 样品测定

将 1mL 含有 0.03～0.3μmol 谷氨酸的样品溶液按上述方法进行比色测定；根据测得的吸光度值，从标准曲线计算样品中谷氨酸的含量。

【实验结果】

1. 绘制标准曲线，计算回归方程和相关系数。

谷氨酸重量（mg）					
体积（mL）	0.1	0.2	0.5	1.0	2.0
C_S（mg/mL）					
A					
回归方程和相关系数					

2. 计算样品中谷氨酸的含量。

W_x（mg）			
A			
C_x（mg/mL）			
谷氨酸含量（%）			
RSD（%）			

【注意事项】

1. 茚三酮有时由于包装不好或放置不当常带微红色，配成溶液后也带红色，影响比色测定，故需经重结晶后方可应用。称取 5g 茚三酮溶于 15mL 热纯化水中，加入 0.25g 活性炭，轻轻搅拌。若溶液太浓不易操作，可酌量加入 5～10mL 热水。加热 30min 后趁热过滤（最好用热滤漏斗），滤液放冰箱过夜。次日早晨即可析出黄白色结晶，抽滤，再以 1mL 冷水洗涤结晶。置干燥器中干燥，最后装入棕色玻璃瓶内保存。

2. 还原茚三酮的制备：称取 5g 水合茚三酮，用 125mL 沸纯化水溶解，得黄色溶液。将

5g 抗坏血酸用 250mL 温纯化水溶解，在电磁搅拌下将抗坏血酸溶液滴加到茚三酮溶液中，滴加过程中不断有沉淀出现，滴加完后在室温下继续搅拌 15min，然后在冰箱内冷却，过滤，沉淀用冷水洗涤 3 次，置五氧化二磷真空干燥器中干燥。

3. 市售的乙二醇甲醚长期放置后，往往含有少量过氧化物，影响茚三酮溶液显色，因此在使用前应当进行处理。将 5g 硫酸亚铁加入 500mL 乙二醇甲醚中，振摇 1～2h，过滤去除硫酸亚铁，再在蒸馏瓶中蒸馏。收集沸程为 121℃～125℃的馏分，此时应为透明无色液体。

4. 测定吸光度必须在无氨环境中进行，一切试剂必须密闭，以免被空气中的氨气污染。

5. 茚三酮与氨基酸所生成的颜色在 1h 内稳定，故加乙醇稀释后，应立即进行比色。

【思考题】

1. 用于氨基酸含量测定的比色法有哪些？简述其测定原理。
2. 本实验中为何要用玻璃泡将试管口盖住？

实验六　甲醛滴定法测定赖氨酸片中赖氨酸的含量

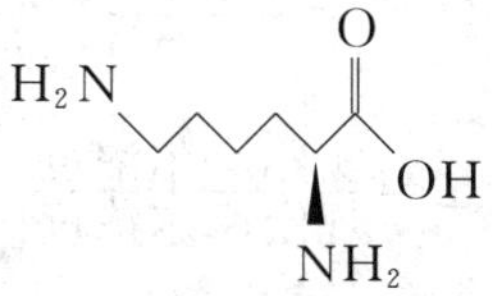

[$C_6H_{14}N_2O_2$，146.19]

赖氨酸

Lysine

[化学名称] 2,6-二氨基己酸；

[理化性质] 易溶于水，微溶于乙醇，不溶于乙醚；mp：224.5℃。

【实验目的】

1. 掌握甲醛滴定法测定氨基酸含量的原理和方法；
2. 熟悉甲醛滴定法测定氨基酸含量的影响因素。

【实验原理】

氨基酸的$-NH_3^+$的 pK 值常在 9.0 以上，不能用一般酸碱滴定法测定。然而，甲醛可与氨基酸中不带电荷的氨基相互作用，促使$-NH_2$上的氢离子释放。

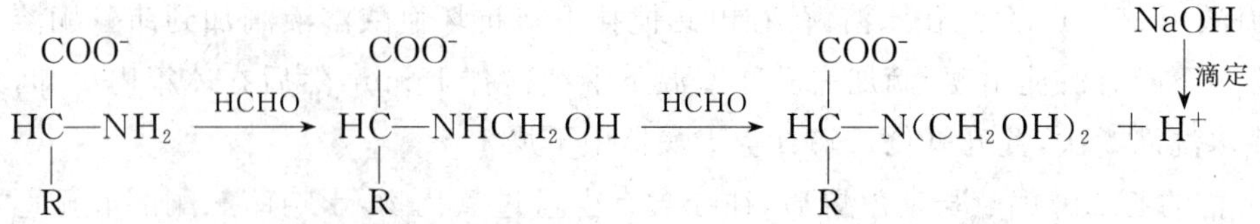

在 pH 值中性和常温条件下，甲醛迅速与氨基酸上的氨基（或亚氨基）结合，使上述平衡向右移动，促进氢离子释放，从而使溶液酸度增加。这样可用酚酞作指示剂，以氢氧化钠来滴定。每释放出一个氢离子，就相当于有一个氨基氮。因而，从滴定所用氢氧化钠量可以计算样品中氨基氮的含量，即可算出氨基酸的含量。

【仪器与试剂】

甲醛，氢氧化钠滴定液（0.1mol/L），酚酞指示液；赖氨酸片。

【实验步骤】

取本品 20 片，精密称定，研细；精密称取适量（约相当于赖氨酸 0.15g）置烧杯中，加水 25mL，滴加氢氧化钠滴定液（0.1mol/L），用酸度计调节至 pH 值为 7.0，加入甲醛溶液 15mL 和酚酞指示剂 1 滴，搅匀；再用氢氧化钠滴定液（0.1mol/L）滴定至溶液呈淡红色，并持续 30s，按加入甲醛液后所耗用的氢氧化钠滴定液（0.1mol/L）体积计算，每 1mL 氢氧化钠滴定液（0.1mol/L）相当于 9.132mg 的 $C_6H_{14}N_2O_2 \cdot HCl$。

$$\text{含量相对标示量}(\%)=\frac{V\times T\times F\times D\times \overline{W}}{W\times B}\times 100\%$$

$$F=\frac{\text{实际摩尔浓度}}{\text{规定摩尔浓度}}$$

式中，V 为所耗用的氢氧化钠滴定液体积，T 为滴定度，D 为样品溶液的稀释体积，$\overline{W}$ 为平均片重，W 为样品称取量，B 为制剂的标示量。

【实验结果】

1. 计算赖氨酸片中赖氨酸的含量。

$W_{总}$(mg)			
$\overline{W}$(mg)			
W(mg)			
V(mL)			
含量相对标示量(%)			
RSD(%)			

【思考题】

1. 除本法之外，还有哪些方法可用于氨基酸的含量测定？

2. 该方法中加入甲醛的作用是什么？

实验七　生物检定法测定肝素钠的效价

【实验目的】

1. 掌握生物检定法测定肝素钠效价的原理和过程；

2. 熟悉生物检定法测定生物药物效价的实验设计。

【实验原理】

生物检定法是利用药物对生物体或其离体器官组织等所起的药理作用来检定药物效价的方法，用于无适当理化方法进行检定的药物。本法系比较肝素标准品(*S*)与样品(*T*)延长新鲜兔血或兔血浆凝结时间的作用，以测定样品的效价。

《中国药典》(2005 年版)规定："照肝素生物测定法(附录 XIID)测定，应符合规定；测得的结果应为标示量的 91%～110%。"

【仪器与试剂】

纱布或快速滤纸，恒温水浴锅；氯化钠，枸橼酸钠，氯化钙；肝素钠标准品，新鲜兔血或兔血浆。

【实验步骤】

1. 标准品溶液的配制

精密称取肝素钠标准品适量，按标示效价加灭菌水溶解使成每 1mL 中含 100 单位的溶液，分装于适宜的容器内，4℃贮存；如无沉淀析出，可在 3 个月内使用。

2. 标准品稀释液的配制

试验当日，精密量取标准品溶液 30.0、21.0、14.7μL，加 0.9%氯化钠溶液稀释至 1mL，配成高、中、低(d_{S3}、d_{S2}、d_{S1})三种浓度的稀释液。

3. 样品溶液与稀释液的配制

按样品的标示量或估计效价(A_T),照标准品溶液与稀释液的配制方法配成高、中、低(d_{T3}、d_{T2}、d_{T1})三种浓度的稀释液。

4. 血浆的制备

迅速收集兔血,置预先放有8%枸橼酸钠溶液的试管中,枸橼酸钠溶液与血液容积之比为1:19;边收集边轻轻振摇,混匀,迅速离心约20min(离心力不超过1500g为宜,g为重力常数)。立即分出血浆,分成若干份分装于1.5mL塑料离心管内,－20℃冻结贮存。临用时置37℃±0.5℃水浴中融化,用两层纱布或快速滤纸过滤,使用过程中在4℃放置。

5. 检定法

(1)新鲜兔血

取管径均匀(0.8×3.8cm或1.0×7.5cm)、清洁干燥的小试管若干支,每管加入一种浓度的标准品或样品稀释液0.1mL,每种浓度不得少于3管,各浓度的试管支数相等。取刚抽出的兔血适量,分别注入小试管内,每管0.9mL,立即混匀,避免产生气泡,并开始计算时间。将小试管置37℃±0.5℃恒温水浴中,从动物采血时起至小试管放入恒温水浴的时间不得超过3min,注意观察并记录各管的凝结时间。

(2)血浆

取上述规格的小试管若干支,分别加入血浆一定量,置37℃±0.5℃恒温水浴中预热5～10min后,依次每管加入一种浓度的标准品或样品稀释液及1%氯化钙溶液(每种浓度不得少于3管,各浓度的试管支数相等),血浆、肝素稀释液和氯化钙溶液的加入量分别为0.5、0.4和0.1mL(或0.8、0.1和0.1mL),加入氯化钙溶液后,立即混匀,避免产生气泡,并开始计算时间,注意观察并记录各管凝结时间。

【实验结果】

将各管凝结时间换算成对数,按照生物检定统计法(Ch.P附录ⅥV)中的量反应平行线测定法计算效价(P_T)及可信限($FL\%$)。

剂量(U/mL)	d_{S1} 1.47	d_{S2} 2.10	d_{S3} 3.00	d_{T1} 1.47	d_{T2} 2.10	d_{T3} 3.00	$\sum y_m$
y							
$\sum y_{(k)}$	S_1	S_2	S_3	T_1	T_2	T_3	

已知 $r=1:0.7$;$I=\lg r=0.155$;$m=3$;$K=6$;$f=10$;$t=2.23(P=0.95)$。按下表计算

V、W、D、A、B、g 等数值，代入(1)～(6)式计算 R、P_T 及其 $FL\%$。

效价计算用数值			S_M 计算用数值		
V	W	D	A	B	g
$1/3(T_1+T_2+T_3-S_1-S_2-S_3)$	$1/4(T_3-T_1+S_3-S_1)$	d_{S3}/d_{T3}	2/3	1/4	$t^2s^2m/4W^2$

$$R = D \cdot \text{antilg}\frac{IV}{W} \tag{1}$$

$$s^2 = \frac{Km\sum y^2 - K\cdot\sum[\sum y_{(k)}]^2 - m\cdot\sum(\sum y_m)^2 + (\sum y)^2}{Km(K-1)(m-1)} \tag{2}$$

$$S_M = \frac{I}{W^2(1-g)}\sqrt{ms^2[1-g]AW^2 + BV^2]} \tag{3}$$

$$P_T = A_T \cdot R \tag{4}$$

$$R\text{ 的 }FL\% = \text{antilg}\left(\frac{\lg R}{1-g} \pm t\cdot S_M\right) \tag{5}$$

$$P_T\text{ 的 }FL\% = A_T\cdot\text{antilg}\left(\frac{\lg R}{1-g} \pm t\cdot S_M\right) \tag{6}$$

【注意事项】

1. 调节剂量使低剂量组各管的平均凝结时间较不加肝素对照管组明显延长；高剂量组各管的平均凝结时间，用新鲜兔血者，以不超过 60min 为宜，其稀释液一般可配成每 1mL 中含肝素 2～5 单位，r 为 1∶0.7 左右；用血浆者，以不超过 30min 为宜，其稀释液一般可配成每 1mL 中含肝素 0.5～1.5 单位，r 为 1∶0.85 左右。相邻两浓度的比值(r)应相等。

2. 样品与标准品各剂量组的凝结时间应相近。

3. 检定法(1)的可信限率($FL\%$)不得大于 10%，检定法(2)的可信限率($FL\%$)不得大于 5%。

【思考题】

1. 选择反应指标需要注意些什么？

2. 如何设置合理的剂量组？

实验八　考马斯亮蓝染色法测定蛋白质的含量

【实验目的】

1. 掌握考马斯亮蓝染色法测定蛋白质含量的原理和过程；
2. 熟悉蛋白质含量测定的影响因素。

【实验原理】

1976 年 Bradford 等建立了用考马斯亮蓝 G－250 与蛋白质结合，迅速、灵敏的定量测定蛋白质的方法。染料与蛋白质结合后引起染料最大吸收波长的改变，从 465nm 变为 595nm，光吸收增加。蛋白质-染料复合物具有较高的吸光系数，因此大大提高了蛋白质测定的灵敏度，最低检出量为 1μg 蛋白。染料与蛋白质的结合是很迅速的过程，大约只需 2min，结合物的颜色在 1h 内是稳定的。由于该法简单迅速，干扰物质少，灵敏度高，现已广泛应用于蛋白质含量的测定。

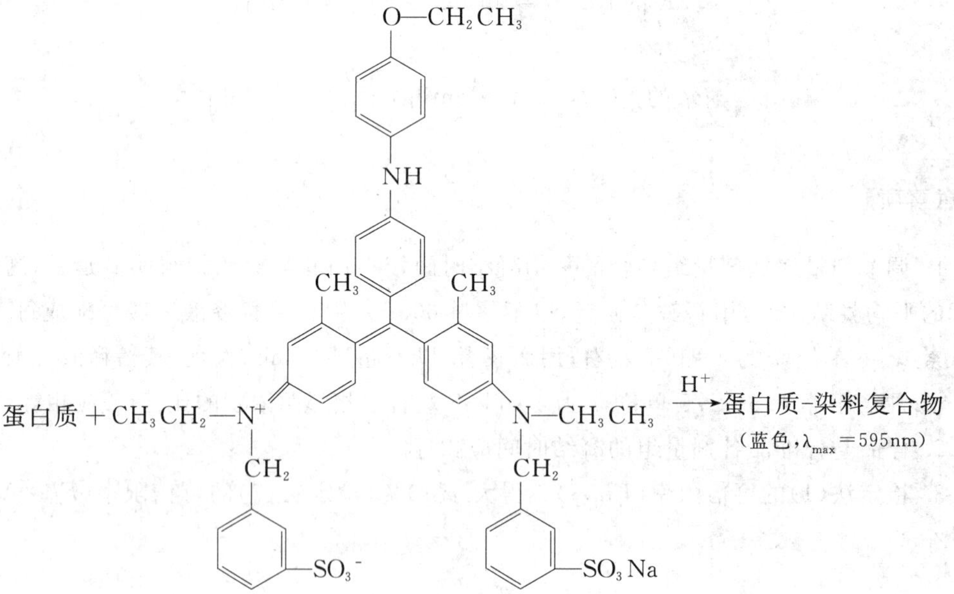

考马斯亮蓝 G－250

【仪器与试剂】

1. 紫外-可见分光光度计，微量注射器；
2. 考马斯亮蓝 G－250，95％乙醇，85％(W/V)磷酸。

【实验步骤】

1. 标准蛋白质溶液的配制

称取牛血清白蛋白适量，加水溶解并配制成1mg/mL的溶液。

2. 蛋白试剂的配制

称取100mg考马斯亮蓝G－250，加入95％乙醇50mL溶解，再加入85％(W/V)磷酸100mL，将溶液用水稀释至1000mL。试剂的终浓度为0.01％考马斯亮蓝G－250，4.7％乙醇和8.5％(W/V)磷酸。

3. 标准曲线的制作

取标准蛋白质溶液5、10、20、50、100μL于小试管中，用水稀释至0.1mL，然后分别加入5mL蛋白试剂，充分振荡混合，2min后于595nm测定其吸光度值。以0.1mL水及5mL蛋白试剂作为空白对照。以蛋白浓度为横坐标，吸光度值为纵坐标，绘制标准曲线作为定量依据。

4. 样品测定

取含10～100μg蛋白质溶液于小试管中，加水稀释至0.1mL，然后加入5mL蛋白试剂，充分振荡混合，2min后于595nm测定其吸光度值。以0.1mL水及5mL蛋白试剂作为空白对照。根据吸光度值计算样品中蛋白质的含量。

【实验结果】

1. 绘制标准曲线，计算回归方程和相关系数。

蛋白质重量(mg)					
体积(μL)	5	10	20	50	100
C_S(mg/mL)					
A					
回归方程和相关系数					

2. 计算蛋白质的含量。

W_x(mg)			
A			
C_x(mg/mL)			
蛋白质含量(％)			
RSD(％)			

【注意事项】

1. 牛血清白蛋白预先经微量凯氏定氮法测定蛋白氮含量，根据其纯度确定称取量，或根据牛血清白蛋白的紫外吸光系数为6.6来确定。

2. 一些阳离子，如K^+、Na^+、Mg^{2+}，以及$(NH_4)_2SO_4$和乙醇等物质不干扰测定，而大量的去污剂如TritonX－100和SDS等严重干扰测定，少量的去污剂可通过用适当的对照而消除。

3. 如果测定要求很严格，可以在试剂加入后的5～20min内测定光吸收，因为在这段时间内颜色是最稳定的；比色反应需在1h内完成。

4. 测定中，蛋白-染料复合物会有少部分吸附于比色杯壁上，实验证明此复合物的吸附量是可以忽略的；测定完后可用乙醇将蓝色的比色杯洗干净。

【思考题】

1. 测定蛋白质浓度的方法有哪些？与之相比，本法有何优点？
2. 去污剂如TritonX－100和SDS等为何会严重干扰测定？

实验九　二苯胺显色法测定DNA的含量

【实验目的】

1. 掌握二苯胺显色法测定DNA含量的原理和过程；
2. 熟悉DNA含量测定的影响因素。

【实验原理】

DNA分子中2－脱氧核糖残基在酸性溶液中加热降解，产生2－脱氧核糖并形成ω－羟基－γ－酮基戊酸，后者与二苯胺试剂反应产生蓝色化合物，其反应如下图。蓝色化合物在595nm波长处有最大光吸收。DNA在40～400μg范围内吸光度与DNA的浓度成正比。

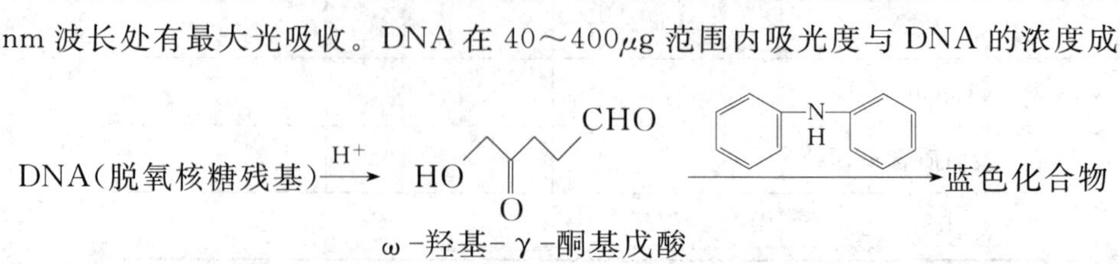

ω－羟基－γ－酮基戊酸

【仪器与试剂】

1. 紫外-可见分光光度计，恒温水浴；

2. 二苯胺试剂，0.01mol/L 氢氧化钠溶液，小牛胸腺 DNA 钠盐（须经定磷确定其纯度）。

【实验步骤】

1. DNA 标准溶液的配制

取小牛胸腺 DNA 钠盐，以 0.01mol/L 氢氧化钠溶液配成 200μg/mL 的溶液。

2. 样品溶液的配制

精密称取 DNA 干燥制品适量，以 0.01mol/L 氢氧化钠溶液配成浓度约为 100μg/mL 的溶液。

3. 标准曲线的制作

取 10 支试管，分成 2 组，依次加入 0.1、0.2、0.5、1.0 和 2.0mL DNA 标准溶液，再加入纯化水至 2mL。另取 2 支试管，各加 2mL 纯化水作为空白对照。然后各加入 4mL 二苯胺试剂，混匀。于 60℃ 恒温水浴中保温 1h，冷却后于 595nm 处测定其吸光度。取两管平均值，以 DNA 浓度为横坐标，吸光度值为纵坐标，绘制标准曲线。

4. 样品测定

取 2 支试管，各加 2mL 样品溶液和 4mL 二苯胺试剂，摇匀。其余操作同标准曲线的制作。根据测得的吸光度值，从标准曲线上查出相当于该吸光度值的 DNA 含量，按下式计算出制品中 DNA 的百分含量：

$$\text{DNA 含量}(\%)=\frac{\text{待测液中测得的 DNA 量}(\mu g)}{\text{待测液中制品的量}(\mu g)}\times 100\%$$

【实验结果】

1. 绘制标准曲线，计算回归方程和相关系数。

DNA 重量(mg)					
体积(mL)	0.1	0.2	0.5	1.0	2.0
$C_{\text{标}}$(mg/mL)					
A					
回归方程和相关系数					

2. 计算 DNA 的含量。

W_x(mg)			
A			
C_x(mg/mL)			
DNA 含量(%)			
RSD(%)			

【注意事项】

1. 本法测定 DNA 含量灵敏度不高,待测样品中 DNA 含量低于 50mg/L 即难以测定。在反应液中加入少量乙醛,可增加二苯胺法测定 DNA 的发色量,又可减少脱氧木糖和阿拉伯糖的干扰,能显著提高测定的灵敏度。

2. 样品中含有少量 RNA 并不影响测定,但因蛋白质、多种糖类及其衍生物(如脱氧木糖、阿拉伯糖等)、芳香醛、羟基醛等能与二苯胺反应形成有色化合物,干扰 DNA 定量,测定前应尽量除去;其他多数糖类,包括核糖在内,一般无此反应。

【思考题】

1. 标准曲线的制定中为何要取两管平均值来绘制标准曲线?
2. 样品溶液内含 DNA 为何应在标准曲线的可测范围之内?
3. 本实验的关键步骤是什么? 如何控制?
4. DNA 制品可用哪几种方法测定其含量,试从原理、准确性等方面加以比较。

实验十 3,5-二硝基水杨酸比色法测定糖的含量

【实验目的】

1. 掌握 3,5-二硝基水杨酸比色法测定糖含量的原理和过程;
2. 了解糖含量测定的干扰因素。

【实验原理】

还原糖是指含自由醛基或酮基的单糖(如葡萄糖)和某些具有还原性的双糖(如麦芽糖)。它们在碱性条件下,可变成非常活泼的烯二醇。遇氧化剂时,具有还原能力,烯二醇本身则被氧化成糖酸及其他产物。黄色的3,5-二硝基水杨酸(DNS)试剂与还原糖在碱性条件下共热后,自身被还原为棕红色的3-氨基-5-硝基水杨酸。在一定范围内,反应液里棕红色物质颜色深浅程度与还原糖的含量成一定比例关系,在波长为520nm处测定溶液的吸光度,查对标准曲线并计算,便可求得样品中还原糖的含量。

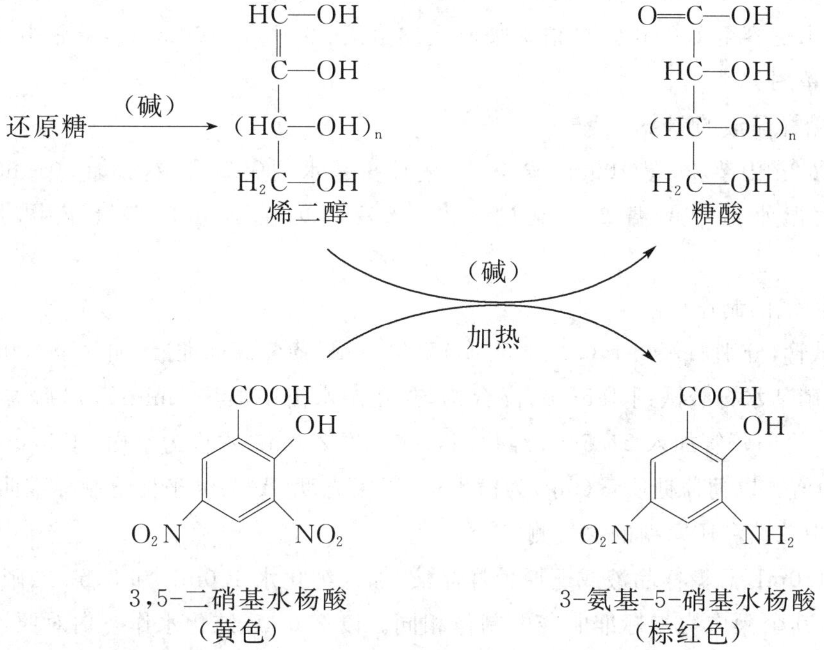

对于非还原性的双糖(如蔗糖)以及还原性很小的多糖(如淀粉),应先用酸水解法将它们彻底水解成单糖。再借助于测定还原糖的方法,可推算出总糖的含量。由于多糖水解时,在每个单糖残基上加了一分子水,因而在计算时,须扣除加入的水量,当样品里多糖含量远大于单糖含量时,则比色测定所得总糖含量应乘以折算系数(1－18/180＝0.9),即得比较接近实际的样品中总糖含量。

【仪器与试剂】

1. 紫外-可见分光光度计,恒温水浴。
2. 3,5-二硝基水杨酸试剂,6mol/L盐酸,10%氢氧化钠,酚酞指示剂,碘-碘化钾溶液。
3. 无水葡萄糖(AR),山芋粉。

【实验步骤】

1. 葡萄糖标准液的配制

精密称取预先在105℃干燥至恒重的无水葡萄糖100mg，用少量纯化水溶解后，定量转移至100mL容量瓶中，再加水定容至刻度，摇匀，即得浓度为1.0mg/mL的标准溶液。

2. 总糖样品液的制备

精密称取1g山芋粉，置锥形瓶中，加入6mol/L盐酸液10mL和水15mL，在沸水浴中加热0.5h，取出1～2滴置于白瓷板上，加1滴碘-碘化钾溶液检查水解是否完全。如已水解完全，则不呈蓝色。冷却后加入1滴酚酞指示剂，以10％氢氧化钠溶液中和至溶液呈微红色，过滤，滤液加水定容至100mL。再精确吸取上述溶液10mL于100mL容量瓶中，加水定容至刻度，混匀备用。

3. 还原糖样品液的制备

精密称取2g山芋粉，置100mL烧杯中，先以少量水调成糊状，然后加50～60mL纯化水，于50℃恒温水浴中保温20min，过滤，将滤液收集在100mL容量瓶中，加水定容至100mL。

4. 标准曲线的制作

取5支试管，分别加入0.1、0.2、0.5、1.0和2.0mL葡萄糖标准液，加水至2.0mL后，再加入3,5-二硝基水杨酸试剂1.5mL；混合均匀，在沸水浴中加热5min；取出后立即用冷水冷却至室温。再向每管加入21.5mL纯化水，摇匀；用2.0mL水作为空白，于520nm波长处测吸光度(A)值。以葡萄糖质量(mg)为横坐标，以吸光度(A)为纵坐标绘制标准曲线。

5. 样品中总糖和还原糖的含量测定

分别取1.0mL总糖样品液或还原糖样品液，加入纯化水1.0mL和3,5-二硝基水杨酸试剂1.5mL，其余操作均与标准曲线的制作相同。以2.0mL纯化水作空白对照，平行测定3份样品液。测定后，根据样品的吸光度平均值在标准曲线上查出相应的糖量，用下式计算出山芋粉中还原糖与总糖的百分含量。

$$\text{还原糖含量}(\%)=\frac{C_x \times D}{W_x}\times 100\%$$

$$\text{总糖含量}(\%)=\frac{C'_x \times D}{W_x}\times 100\%$$

式中，C_X和C'_X分别为样品水解前和水解后的还原糖浓度，D为样品溶液的稀释体积，W_X为样品称取量。

【实验结果】

1. 绘制标准曲线,计算回归方程和相关系数。

葡萄糖重量(mg)					
体积(mL)	0.1	0.2	0.5	1.0	2.0
C_S(mg/mL)					
A					
回归方程和相关系数					

2. 计算还原糖和总糖的含量。

还原糖含量测定结果

W_X(mg)			
A			
C_X(mg/mL)			
还原糖含量(%)			

总糖含量测定结果

W'_X(mg)			
A			
C'_X(mg/mL)			
总糖含量(%)			
RSD(%)			

【思考题】

1. 多糖液在沸水浴中加热后立即用冷水冷却至室温的目的是什么?
2. 为什么要先测出还原糖的含量?

实验十一　高效液相色谱法鉴别中性胰岛素注射液

【实验目的】

1. 掌握 HPLC 鉴别胰岛素的参数和原理；
2. 熟悉 HPLC 的操作过程。

【实验原理】

HPLC 对大多数物质有非常好的分离效果，常用于多组分体系中某组分的定性和定量。在一个样品的 HPLC 分析方法确定后，该样品中各组分的保留时间是基本稳定的。因此，通过与对照品相比较，可以辨别各组分的归属。

【仪器与试剂】

高效液相色谱仪，C_{18}(ODS)色谱柱，超声仪；磷酸二氢钠溶液(pH＝3.0)，乙腈，0.01mol/L盐酸。

【实验步骤】

1. 色谱条件

色谱柱：C_{18}(ODS)色谱柱(5μm)；流动相：0.1mol/L 磷酸二氢钠溶液(用磷酸调节 pH 值为 3.0)-乙腈(73∶27)；柱温：40℃；检测波长：214nm；流速：1.0mL/min。

2. 色谱测定

取胰岛素(猪或牛)对照品及样品适量，分别加 0.01mol/L 盐酸溶液制成每 1mL 中含 40 单位的溶液。取样品溶液及对照品溶液各 5μL 注入液相色谱仪，记录主峰的保留时间，样品的主峰保留时间应与对照品的主峰保留时间一致。

【思考题】

1. 流动相脱气的方法有哪些？
2. 常用于配制流动相的溶剂有哪些？

实验十二　高效液相色谱法测定肌苷片中肌苷的含量

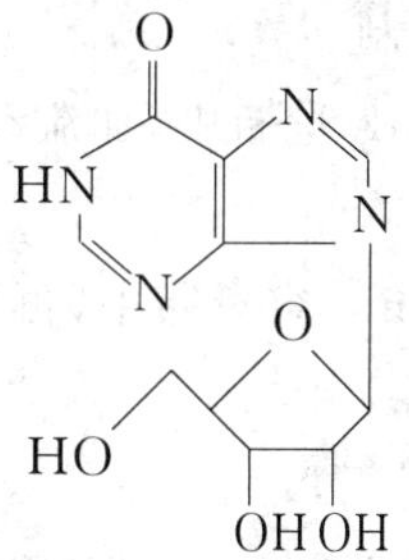

[$C_{10}H_{12}N_4O_5$，268.23]

肌苷

Inoine

[化学名称] 9-β-D-呋喃核糖基次黄嘌呤；

[理化性质] 微溶于水、稀盐酸、氢氧化钠溶液，极微溶于醇；mp：212℃～213℃。

【实验目的】

1. 掌握高效液相色谱的正确使用；
2. 掌握反相高效液相色谱内标法测定组分含量的方法；
3. 了解高效液相色谱仪的结构。

【实验原理】

内标法可以消除仪器与操作或制备样本时带来的误差。精密称取样品后，加入一定量的内标物，然后制成适当的溶液进样分析。根据样品和内标物的重量及其相应的峰面积比，求出某组分的含量。

《中国药典》(2005 年版)规定："本品含肌苷($C_{10}H_{12}N_4O_5$)应为标示量的 93.0%～107.0%。"

【仪器与试剂】

高效液相色谱仪，C_{18}(ODS)色谱柱，超声仪；甲醇，水；肌苷对照品，甲硝唑对照品(内标)，肌苷片。

【实验步骤】

1. 色谱条件

色谱柱：C_{18}(ODS)色谱柱(15cm×5mm)；流动相：甲醇-水(30∶70)；柱温：室温；检测波长：248nm；流速：1.0mL/min。

2. 标准贮备液的配制

(1)1mg/mL 肌苷样品液的配制

精密称取 100mg 肌苷至 100mL 容量瓶中,加流动相使其溶解,并稀释至刻度。

(2)10mg/mL 甲硝唑标准液的配制

精密称取甲硝唑约 100mg 置 10mL 量瓶中,加流动相使其溶解,并稀释至刻度。

3. 对照品溶液的配制

精密量取肌苷标准液 2mL,置 10mL 容量瓶中,再精密加入甲硝唑标准液 1mL,用流动相稀释至刻度,摇匀,作为对照品溶液。

4. 样品溶液的制备

取肌苷片 10 片(如为糖衣片,应去除包衣),精密称定,研细;精密称取适量(约相当于肌苷 0.1g),置 10mL 容量瓶中,加水约 8mL,充分振摇使肌苷溶解,用水稀释至刻度,摇匀,滤过;精密量取续滤液 0.2mL,置 10mL 容量瓶中,并加入甲硝唑标准液 1mL,加流动相稀释至刻度,摇匀,作为样品溶液。

5. 样品测定

在同一色谱条件下,取对照品溶液与样品溶液 20μL 分别注入液相色谱仪测定。根据色谱图记录各组分峰面积(或峰高),按下式计算相对校正因子和肌苷的含量。

$$f=\frac{A_S \times C_R}{A_R \times C_S}$$

$$\text{含量相对标示量}(\%)=\frac{A'_X \times f \times C'_S \times D \times \overline{W}}{A'_S \times W \times B} \times 100\%$$

式中,f 为校正因子,A_S和 C_S分别为对照品溶液中甲硝唑的峰面积(或峰高)和浓度,A_R和 C_R分别为对照品溶液中肌苷的峰面积(或峰高)和浓度,A_X为样品溶液中肌苷的峰面积(或峰高),A'_S和 C'_S分别为样品溶液中甲硝唑的峰面积(或峰高)和浓度,D 为样品溶液的稀释体积,$\overline{W}$ 为平均片重,W 为样品称取量,B 为制剂的标示量。

【实验结果】

计算肌苷片中肌苷的含量。

	对照品溶液		样品溶液	
	肌苷	甲硝唑	样品	甲硝唑
W(mg)				—
峰面积(或峰高)				
C(mg/mL)			—	
肌苷含量(%)				

【思考题】

1. 内标法定量的原理、方法和特点。

2. 怎样选择流动相？流动相中水的作用是什么？

3. 内标物应具备哪些条件？

4. 如何保证进样的准确性？

第三部分　附　录

附录Ⅰ　溶液的配制

一、化学试剂的一般知识

化学试剂的规格是以其所含杂质的多少来划分的，一般分为四个等级，其规格见表3－1

表3－1　化学试剂规格

等　级	名　称	英文名称	符　号	标签标志
一级品	优级纯	Guaranteed reagent	G. R	绿色
二级品	分析纯	Analytical regaent	A. R	红色
三级品	化学纯	Chemical reagent	CP 或 P	蓝色
四级品	实验试剂	Laboratory reagent	L. R	棕色等
	生物试剂	Biological reagent	B. R 或 C. R	黄色等

在一般分析工作中，通常使用 A. R 级的试剂。

此外，还有基准试剂、色谱纯试剂、光谱纯试剂等。基准试剂的纯度相当于或高于优级纯试剂。可作为滴定分析法的基准物质，也可用于直接法配制标准溶液。色谱纯试剂是在最高灵敏度下以 10^{-10} g 下无杂质峰来表示的。光谱纯试剂专门用于光谱分析，它是以光谱分析时出现的干扰谱线的数目及强度来衡量的，即其杂质含量用光谱分析法已测不出或其杂质含量低于某一限度。

选择试剂时，不要盲目追求纯度高，应根据分析工作的具体情况进行选择。例如，配制铬酸洗液时，仅需工业用的 $K_2Cr_2O_7$ 及工业硫酸即可，若用 A. R 级的 $K_2Cr_2O_7$，必定造成浪费。当然，也不能随意降低试剂的规格而影响分析结果的准确度。

二、溶液的配制

1. 福林试剂

在 1L 容积的磨口回流瓶中加入 50g 钨酸钠（$Na_2WO_4 \cdot 2H_2O$）、125g 钼酸钠

($Na_2MoO_4 \cdot 2H_2O$)、纯化水 350mL、85%磷酸 25mL 及浓盐酸 50mL，充分混匀后回流 10h。回流完毕，再加硫酸锂 25g、纯化水 25mL 及数滴液体溴，开口继续沸腾 15min，以便驱除过量的溴，冷却后定容至 500mL，过滤，置于棕色瓶中暗处保存。使用前加 4 倍纯化水稀释。

2. 高氯酸滴定液(0.1mol/L)

配制：取无水冰醋酸(按含水量计算，每 1g 水加醋酐 5.22mL)750mL，加入高氯酸(70%～72%)8.5mL，摇匀，放冷，加无水冰醋酸适量使成 1000mL，摇匀，放置 24h。若所测样品易乙酰化，则须用水分测定法测定本液的含水量，再用水和醋酐调节至本液的含水量为 0.01%～0.2%。

标定：取在 105℃干燥至恒重的基准邻苯二甲酸氢钾约 0.16g，精密称定，加无水冰醋酸 20mL 使溶解，加结晶紫指示液 1 滴，用本液缓缓滴定至蓝色，并将滴定结果用空白试验校正。每 1mL 高氯酸滴定液(0.1mol/L)相当于 20.42mg 的邻苯二甲酸氢钾。根据本液的消耗量与邻苯二甲酸氢钾的取用量，算出本液的浓度。

3. 结晶紫指示液

取结晶紫 0.5g，加冰醋酸 100mL 使溶解。

4. 二苯胺试剂

称取重结晶二苯胺 1g，溶于冰乙酸(AR)100mL 中，再加入过氯酸(含量≥60%)10mL，混匀待用。临用前加入 1.6%乙醛溶液 1mL。所配得试剂应为无色。

5. 3,5-二硝基水杨酸试剂

甲液：溶解 6.9g 结晶粉于 15.2mL 10%氢氧化钠溶液中，并用水稀释至 69mL，加 6.9g 亚硫酸氢钠。乙液：称取酒石酸钾钠 255g，加到 300mL 10%氢氧化钠溶液中，再加入 1% 3,5-二硝基水杨酸溶液 880mL。将甲乙二溶液相混合即得黄色试剂，贮于棕色瓶中备用。在室温放置 7～10 天以后使用。

6. 碘-碘化钾溶液

称取碘 5g 和碘化钾 10g，溶于 100mL 纯化水中。

7. 2mol/L 乙酸缓冲液(pH=5.4)

取 2mol/L 乙酸钠溶液 86mL，加入 2mol/L 乙酸 14mL，混合后，用 pH 计调节 pH 值至 5.4。

8. 茚三酮显色液

称取 85mg 茚三酮和 15mg 还原茚三酮，用 10mL 乙二醇甲醚溶解。

附录Ⅱ　理化常数测定法

一　相对密度测定法(药典附录ⅥA)

相对密度系指在相同的温度、压力条件下,某物质的密度与水的密度之比。除另有规定外,温度为20℃。

纯物质的相对密度在特定的条件下为常数。但如物质的纯度不够,则其相对密度的测定值会随着纯度的变化而改变。因此,测定药品的相对密度,可用以检查药品的纯杂程度。

液体药品的相对密度,一般用比重瓶(如图3-1A或B)测定;测定易挥发液体的相对密度,可用韦氏比重秤(图3-1C)。

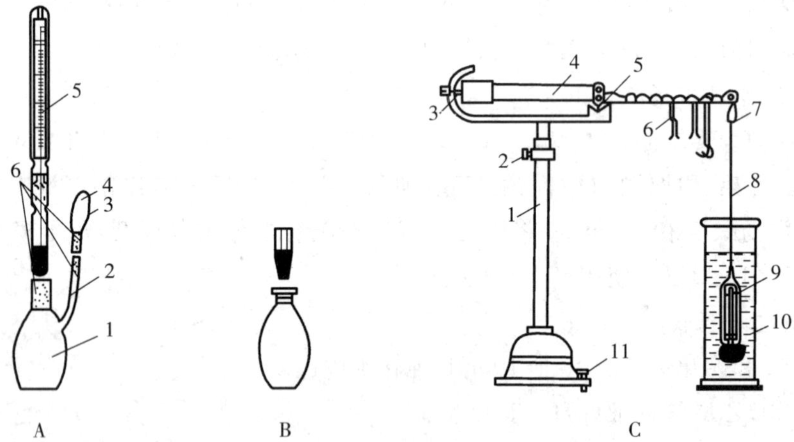

图3-1　比重瓶(A和B)和比重秤(C)

A:1-比重瓶主体,2-侧管,3-侧孔,4-罩,5-温度计,6-玻璃磨口

C:1-支架,2-调节器,3-指针,4-横梁,5-刀口,6-游码,7-小钩,8-细铂丝,9-玻璃锤,10-玻璃圆筒,11-调整螺丝

用比重瓶测定时的环境(指比重瓶和天平的放置环境)温度应略低于20℃或各品种项下规定的温度。

1. 比重瓶法

(1)取洁净、干燥并精密称定重量的比重瓶(如图3-1A),装满供试品(温度应低于20℃或各品种项下规定的温度)后,装上温度计(瓶中应无气泡),置20℃(或各品种项下规定的温度)的水浴中放置若干分钟,使内容物的温度达到20℃(或各品种项下规定的温度),用滤纸除去溢出侧管的液体，立即盖上罩。然后将比重瓶自水浴中取出，再用滤纸将比重瓶的外面擦净，精密称定，减去比重瓶的重量，求得供试品的重量后，将供试品倾去，洗净比重瓶，装满新沸过的冷水，再照上法测得同一温度时水的重量，按下式计算，即得。

$$供试品的相对密度=\frac{供试品重量}{水重量}$$

(2)取洁净、干燥并精密称定重量的比重瓶(如图 3－1B)，装满供试品(温度应低于 20℃或各品种项下规定的温度)后，插入中心有毛细孔的瓶塞，用滤纸将从塞孔溢出的液体擦干，置 20℃(或各品种项下规定的温度)恒温水浴中，放置若干分钟，随着供试液温度的上升，过多的液体将不断从塞孔溢出，随时用滤纸将瓶塞顶端擦干，待液体不再由塞孔溢出，迅即将比重瓶自水浴中取出，照上述(1)法，自"再用滤纸将比重瓶的外面擦净"起，依法测定，即得。

2. 韦氏比重秤法

取 20℃时相对密度为 1 的韦氏比重秤(图 3－1C)，用新沸过的冷水将所附玻璃圆筒装至八分满，置 20℃(或各品种项下规定的温度)的水浴中，搅动玻璃圆筒内的水，调节温度至 20℃(或各品种项下规定的温度)，将悬于秤端的玻璃锤浸入圆筒内的水中，秤臂右端悬挂游码于 1.0000 处，调节秤臂左端平衡用的螺旋使平衡，然后将玻璃圆筒内的水倾去，拭干，装入供试液至相同的高度，并用同法调节温度后，再把拭干的玻璃锤浸入供试液中，调节秤臂上游码的数量与位置使平衡，读取数值，即得供试品的相对密度

如该比重秤系在 4℃时相对密度为 1，则用水校准时游码应悬挂于 0.9982 处，并应将在 20℃测得的供试品相对密度除以 0.9982。

二　馏程测定法(药典附录ⅥB)

馏程系指一种液体照下述方法蒸馏，校正到标准压力〔101.3kPa(760mmHg)〕下，自开始馏出第 5 滴算起，至供试品仅剩 3～4mL 或一定比例的容积馏出时的温度范围。

某些液体药品具有一定的馏程，测定馏程可以区别或检查药品的纯杂程度。

1. 仪器装置

用国产 19 标准磨口蒸馏装置一套进行测定，如图 3－2。馏程在 130℃以下时用水冷却，馏程在 130℃以上时用空气冷凝管；温度计预先经过校正，汞球的上端与蒸馏瓶出口支管的下壁相齐；根据供试品馏程的不同，可选用不同的加热器，通常馏程在 80℃以下时用水浴(其液面始终不得超过供试品液面)，80℃以上时用直接火焰或其他电热器加热。

2. 测定法

取供试品 25mL，经长颈的干燥小漏斗，转移至干燥蒸馏瓶中，加入洁净的无釉小瓷片数片，插上带有磨口的温度计，冷凝管的下端通过接流管接以 25mL 量筒为接收器。如用直接火焰加热，则将蒸馏瓶置石棉板中心的小圆孔上(石棉板宽 12～15cm，厚 0.3～0.5cm，孔径

2.5～3.0cm)，并使蒸馏瓶壁与小圆孔边缘紧密贴合，以免汽化后的蒸气继续受蒸，然后用直接火焰加热使供试品受热沸腾，调节温度，使每分钟馏出2～3mL，注意检读自冷凝管开始馏出第5滴时与供试品仅剩3～4mL或一定比例的容积馏出时，温度计上所显示的温度范围，即为供试品的馏程。

测定时，如要求供试品在馏程范围内馏出不少于90%时，应使用100mL蒸馏瓶，并量取供试品50mL，接收器用50mL量筒。

测定时，气压如在101.3kPa(760mmHg)以上，每高0.36kPa(2.7mmHg)，应将测得的温度减去0.1℃；如在101.3kPa(760mmHg)以下，每低0.36kPa(2.7mmHg)，应增加0.1℃。

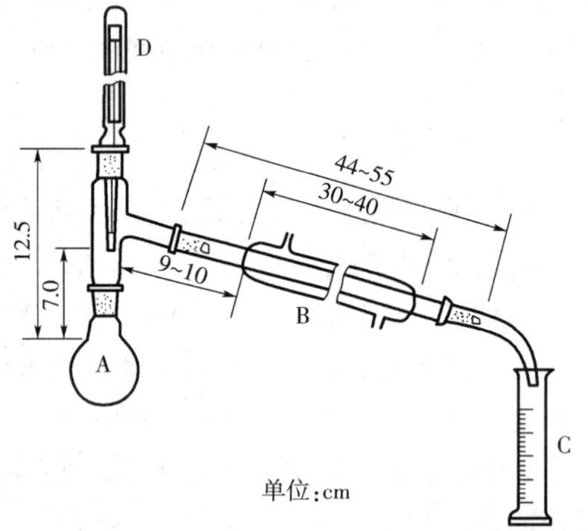

图3-2　蒸馏装置

A-蒸馏瓶，B-冷凝管，C-量筒(25mL，具有0.5mL刻度)，

D-温度计(分浸型，具有0.5℃刻度)

三　熔点测定法(药典附录ⅥC)

依照待测物质的性质不同，测定法分为下列3种。各品种项下未注明时，均系指第一法。

第一法　测定易粉碎的固体药品

取供试品适量，研成细粉。除另有规定外，应按照各品种项下干燥失重的条件进行干燥。若该品种为不检查干燥失重、熔点范围低限在135℃以上、受热不分解的供试品，可采用105℃干燥；熔点在135℃以下或受热分解的供试品，可在五氧化二磷干燥器中干燥过夜或用其他适宜的干燥方法干燥，如恒温减压干燥。

分取供试品适量，置熔点测定用毛细管(简称毛细管，由中性硬质玻璃管制成，长9cm以上，内径 0.9～1.1mm，壁厚 0.10～0.15mm，一端熔封；当所用温度计浸入传温液在 6cm 以上时，管长应适当增加，使露出液面 3cm 以上）中，轻击管壁或借助长短适宜的洁净玻璃管，垂直放在表面皿或其他适宜的硬质物体上，将毛细管自上口放入使自由落下，反复数次，使粉末紧密集结在毛细管的熔封端。装入供试品的高度为 3mm。另将温度计（分浸型，具有 0.5℃刻度，经熔点测定用对照品校正）放入盛装传温液（熔点在 80℃以下者，用水；熔点在 80℃以上者，用硅油或液状石蜡）的容器中，使温度计汞球部的底端与容器的底部距离 2.5cm 以上（用内加热的容器，温度计汞球与加热器上表面距离 2.5cm 以上）；加入传温液以使传温液受热后的液面在温度计的分浸线处。将传温液加热，待温度上升至较规定的熔点低限约低 10℃时，将装有供试品的毛细管浸入传温液，黏附在温度计上（可用橡皮圈或毛细管夹固定），位置须使毛细管的内容物在温度计汞球中部；继续加热，调节升温速率为每分钟上升 1.0℃～1.5℃，加热时须不断搅拌使传温液温度保持均匀，记录供试品在初熔至全熔时的温度，重复测定 3 次，取其平均值，即得。

"初熔"系指供试品在毛细管内开始局部液化出现明显液滴时的温度。

"全熔"系指供试品全部液化时的温度。

测定熔融同时分解的供试品时，方法如上述，但调节升温速率使每分钟上升 2.5～3.0℃；供试品开始局部液化时（或开始产生气泡时）的温度作为初熔温度；供试品固相消失全部液化时的温度作为全熔温度。遇有固相消失不明显时，应以供试品分解物开始膨胀上升时的温度作为全熔温度。某些药品无法分辨其初熔、全熔时，可以其发生突变时的温度作为熔点。

第二法 测定不易粉碎的固体药品（如脂肪、脂肪酸、石蜡、羊毛脂等）

取供试品，注意用尽可能低的温度熔融后，吸入两端开口的毛细管（同第一法，但管端不熔封）中，使供试品高约 10mm。在 10℃或 10℃以下的冷处静置 24h，或置冰上放冷不少于 2h，凝固后用橡皮圈将毛细管紧缚在温度计（同第一法）上，使毛细管的内容物在温度计汞球中部。照第一法将毛细管连同温度计浸入传温液中，供试品的上端应在传温液液面下约 10mm 处；小心加热，待温度上升至较规定的熔点低限尚低约 5℃时，调节升温速率使每分钟上升不超过 0.5℃，至供试品在毛细管中开始上升时，检读温度计上显示的温度，即得。

第三法 测定凡士林或其他类似物质

取供试品适量，缓缓搅拌并加热至温度达 90℃～92℃时，放入一平底耐热容器中，使供试品厚度达到 12±1mm，放冷至较规定的熔点上限高 8℃～10℃；取刻度为 0.2℃，汞球长 18～28mm、直径 5～6mm 的温度计（其上部预先套上软木塞，在塞子边缘开一小槽），使冷至 5℃后，擦干并小心地将温度计汞球部垂直插入上述熔融的供试品中，直至碰到容器的底部（浸没 12mm），随即取出，直立悬置，待黏附在温度计汞球部的供试品表面浑浊，将温度计浸入16℃以下的水中5min，取出，再将温度计插入一外径约25mm、长150mm的试管中，塞紧，使温度计悬于其中，并使温度计汞球部的底端距试管底部约为15mm；将试管浸入约16℃的水浴中，通过软木塞在试管口处调节试管的高度使温度计的分浸线同水面相平；加热使水浴温度以每分钟2℃的速率升至38℃，再以每分钟1℃的速率升温至供试品的第一滴脱离温度计为止；检读温度计上显示的温度，即可作为供试品的近似熔点。再取供试品，照前法反复测定数次；如前后3次测得的熔点相差不超过1℃，可取3次的平均值作为供试品的熔点；如3次测得的熔点相差超过1℃时，可再测定2次，并取5次的平均值作为供试品的熔点。

四　旋光度测定法(药典附录ⅥE)

平面偏振光通过含有某些光学活性的化合物液体或溶液时，能引起旋光现象，使偏振光的平面向左或向右旋转。旋转的度数，称为旋光度。偏振光透过长1dm并每1mL中含有旋光性物质1g的溶液，在一定波长与温度下测得的旋光度称为比旋度。测定比旋度（或旋光度）可以区别或检查某些药品的纯杂程度，亦可用以测定含量。

除另有规定外，本法系用钠光谱的D线（589.3nm）测定旋光度，测定管长度为1dm（如使用其他管长，应进行换算），测定温度为20℃。用读数至0.01°并经过检定的旋光计。

测定旋光度时，将测定管用供试液体或溶液（取固体供试品，按各药品项下的方法制成）冲洗数次，缓缓注入供试液体或溶液适量（注意勿使发生气泡），置于旋光计内检测读数，即得供试液的旋光度。使偏振光向右旋转者（顺时针方向）为右旋，以"＋"符号表示；使偏振光向左旋转者（反时针方向）为左旋，以"－"符号表示。用同法读取旋光度3次，取3次的平均数，按下列公式计算，即得供试品的比旋度。

$$\text{对液体供试品}\quad [\alpha]_D^t=\frac{\alpha}{l\,d}$$

$$\text{对固体供试品}\quad [\alpha]_D^t=\frac{100\alpha}{l\,C}$$

式中，$[\alpha]$为比旋度，D为钠光谱的D线，t为测定时的温度，l为测定管长度（dm），α为测得的旋光度，d为液体的相对密度，C为每100mL溶液中含有被测物质的重量（g，按干燥品或无水物计算）。

旋光计的检定，可用标准石英旋光管进行，读数误差应符合规定。

【注意事项】

（1）每次测定前应以溶剂作空白校正，测定后，再校正1次，以确定在测定时零点有无变动；如第2次校正时发现零点有变动，则应重新测定旋光度。

（2）配制溶液及测定时，均应调节温度至20℃±0.5℃（或各药品项下规定的温度）。

(3)供试的液体或固体物质的溶液充分溶解，供试液应澄清。

(4)物质的比旋度与测定光源、测定波长、溶剂、浓度和温度等因素有关。因此，表示物质的比旋度时应注明测定条件。

五　折光率测定法(药典附录ⅥF)

光线自一种透明介质进入另一透明介质时，由于光线在两种介质中的传播速度不同，使光线在两种介质的平滑界面上发生折射。常用的折光率系指光线在空气中进行的速度与在供试品中进行速度的比值。根据折射定律，折光率是光线入射角的正弦与折射角的正弦的比值，即

$$n=\frac{\sin i}{\sin r}$$

式中，n 为折光率，$\sin i$ 为光线的入射角的正弦，$\sin r$ 为光线的折射角的正弦。

物质的折光率因温度或入射光波长的不同而改变，透光物质的温度升高，折光率变小；入射光的波长越短，折光率越大。折光率以 n_D^t 表示，D 为钠光谱的 D 线，t 为测定时的温度。测定折光率可以区别不同的油类或检查某些药品的纯杂程度。

本法系用钠光谱的 D 线(589.3nm)测定供试品相对于空气的折光率(如用阿培折光计，可用白光光源)，除另有规定外，供试品温度为 20℃。

测定用的折光计须能读数至 0.0001，测量范围 1.3～1.7，如用阿培折光计或与其相当的仪器，测定时应调节温度至 20℃±0.5℃(或各品种项下规定的温度)，测量后再重复读数 2 次，3 次读数的平均值即为供试品的折光率。

测定前，折光计读数应使用校正用棱镜或水进行校正，水的折光率在 20℃为 1.3330，25℃为 1.3325，40℃为 1.3305。

六　黏度测定法(药典附录ⅥG)

黏度系指流体对流动的阻抗能力，本法以动力黏度、运动黏度或特性黏数表示。测定供试品黏度可用于纯度检查等。

流体分牛顿流体和非牛顿流体两类。牛顿流体流动时所需剪应力不随流速的改变而改变，纯液体和低分子物质的溶液属于此类；非牛顿流体流动时所需剪应力随流速的改变而改变，高聚物的溶液、混悬液、乳剂和表面活性剂的溶液属于此类。

黏度的测定用黏度计。黏度计有多种类型，本法采用毛细管式和旋转式两类黏度计。毛细管黏度计因不能调节线速度，不便测定非牛顿流体的黏度，但对高聚物的稀薄溶液或低黏度液体的黏度测定较方便；旋转式黏度计适用于非牛顿流体的黏度测定。

液体以 1cm/s 的速度流动时，在每 $1cm^2$ 平面上所需剪应力的大小，称为动力黏度(η)，

以 Pa·s 为单位。在相同温度下，液体的动力黏度与其密度(kg/m^3)的比值，再乘 10^{-6}，即得该液体的运动黏度(ν)，以 mm^2/s 为单位。本法采用在规定条件下测定供试品在平氏黏度计中的流出时间(s)，与该黏度计用已知黏度的标准液测得的黏度计常数(mm^2/s^2)相乘，即得供试品的运动黏度。

溶剂的黏度 η_0 常因高聚物的溶入而增大，溶液的黏度 η 与溶剂的黏度 η_0 的比值(η/η_0)称为相对黏度(η_r)，通常用乌氏黏度计中的流出时间的比值(T/T_0)表示；当高聚物溶液的浓度较稀时，其相对黏度的对数值与高聚物溶液的比值，即为该高聚物的特性黏数[η]，根据高聚物的特性黏数可以计算其平均分子量。

仪器用具

(1)恒温水浴：可选用直径 30cm 以上、高 40cm 以上的玻璃缸或有机玻璃缸，附有电动搅拌器与电热装置。除另有规定外，在 20℃±0.1℃测定运动黏度或动力黏度。

(2)温度计：分度为 0.1℃。

(3)秒表：分度为 0.2s。

(4)平氏黏度计(图 3-3a)：可根据需要分别选用毛细管内径为 0.8±0.05mm、1.0±0.05mm、1.2±0.05mm、1.5±0.1mm 或 2.0±0.1mm 的平氏黏度计。

(5)旋转式黏度计。

(6)乌氏黏度计(图 3-3b)：除另有规定外，毛细管 E 内径为 0.5±0.05mm，长 140±5mm；测定球 A 的容量为 3.5±0.5mL(选用流出时间在 120～180s 之间为宜)。

第一法　(用平氏黏度计测定运动黏度或动力黏度)

照各品种项下的规定，取毛细管内径符合要求的平氏黏度计 1 支，在支管 F 上连接一橡皮管，用手指堵住管口 2，倒置黏度计，将管口 1 插入供试品(或供试溶液，下同)中，自橡皮管的另一端抽气，使供试品充满球 C 与 A 并达到测定线 m_2 处，提出黏度计并迅速倒转，抹去黏附于管外的供试品，取下橡皮管使连接于管口 1 上，将黏度计垂直固定于恒温水浴中，并使水浴的液面高于球 C 的中部，放置 15min 后，自橡皮管的另一端抽气，使供试品充满球 A 并超过测定线 m_1，开放橡皮管口，使供试品在管内自然下落，用秒表准确记录液面自测定线 m_1 下降至测定线 m_2 处的流出时间。依法重复测定 3 次以上，每次测定值与平均值的差值不得超过平均值的±5%。另取一份供试品同样操作，并重复测定 3 次以上。以先后两次取样测得的总平均值按下式计算，即为供试品的运动黏度或供试溶液的动力黏度。

$$\nu = Kt$$

$$\eta = 10^6 \cdot Kt \cdot \rho$$

式中，K 为用已知黏度的标准液测得的黏度计常数(mm^2/s^2)，t 为测得的平均流出时间(s)，ρ 为供试溶液在相同温度下的密度(kg/m^3)。

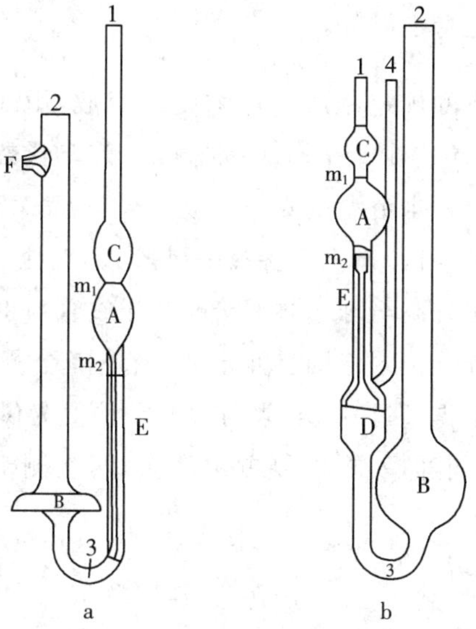

图 3-3　平氏黏度计(a)和乌氏黏度计(b)

1-主管,2-宽管,3-弯管,4-侧管,A-测定球,B-储器,C-缓冲球,

D-悬挂水平储器,E-毛细管,F-支管,m_1、m_2-环形测定线

第二法　(用旋转式黏度计测定动力黏度)

用于测定液体动力黏度的旋转式黏度计通常都是根据在旋转过程中作用于液体介质的切应力大小来完成测定的,并以下式计算供试品的动力黏度:

$$\eta = K \cdot (T/\omega)$$

式中,K 为用已知黏度的标准液测得的旋转式黏度计常数,T 为扭力矩,ω 为角速度。

常用的旋转式黏度计有以下几种:

(1)同轴双筒黏度计:将供试品注入同轴的内筒和外筒之间,并各自转动,当一个筒以指定的角速度或扭力矩转动时,测定对另一个圆筒上产生的扭力矩或角速度,由此可计算出供试品的黏度。

(2)单筒转动黏度计:在单筒类型的黏度计中,将单筒浸入供试品溶液中,并以一定的角速度转动,测量作用在圆筒表面上的扭力矩来计算黏度。

(3)锥板型黏度计:在锥板型黏度计中,供试品注入锥体和平板之间,锥体和平板可同轴转动,测量作用在锥体或平板上的扭力矩或角速度以计算黏度。

(4)转子型旋转黏度计:按各品种项下的规定选择合适的转子浸入供试品溶液中,使转子以一定的角速度旋转,测量作用在转子上的扭力矩以计算黏度。

常用的旋转式黏度计有多种类型,可根据供试品的实际情况和黏度范围适当选用。

照各品种项下所规定的仪器,按照仪器说明书操作,并测定供试品的动力黏度。

第三法　(用乌氏黏度计测定特性黏数)

取供试品,照各品种项下的规定制成一定浓度的溶液,用 3 号垂熔玻璃漏斗滤过,弃去初滤液(约 1mL),取续滤液(不得少于 7mL)沿洁净、干燥乌氏黏度计的管 2 内壁注入 B 中,将黏度计垂直固定于恒温水浴(水浴温度除另有规定外,应为 25℃±0.05℃)中,并使水浴的液面高于球 C,放置 15min 后,将管口 1、3 各接一乳胶管,夹住管口 3 的胶管,自管口 1 处抽气,使供试品溶液的液面缓缓升高至球 C 的中部,先开放管口 3,再开放管口 1,使供试品溶液在管内自然下落,用秒表准确记录液面自测定线 m_1 下降至测定线 m_2 处的流出时间,重复测定两次,两次测定值相差不得超过 0.1s,取两次的平均值为供试液的流出时间(t)。取经 3 号垂熔玻璃漏斗滤过的溶剂同样操作,重复测定两次,两次测定值应相同,为溶剂的流出时间(t_0),按下式计算特性黏数:

$$\text{特性黏数}[\eta]=\frac{\ln \eta_r}{C}$$

式中,η_r 为 t/t_0,C 为供试液的浓度(g/mL)。

七　pH 值测定法(药典附录Ⅵ H)

除另有规定外,水溶液的 pH 值应以玻璃电极为指示电极,饱和甘汞电极为参比电极的酸度计进行测定。酸度计应定期检定,并符合国家有关规定。测定前,应采用下列标准缓冲液校正仪器,也可用国家标准物质管理部门发放的标示 pH 值准确至 0.01pH 单位的各种标准缓冲液校正仪器。

一、仪器校正用的标准缓冲液

1. 草酸盐标准缓冲液

精密称取在 54℃ ± 3℃ 干燥 4 ～ 5h 的草酸三氢钾 12.71g,加水使溶解并稀释至 1000mL。

2. 邻苯二甲酸氢钾标准缓冲液

精密称取在 115℃ ± 5℃ 干燥 2～3h 的邻苯二甲酸氢钾 10.21g,加水使溶解并稀释至 1000mL。

3. 磷酸盐标准缓冲液

精密称取在 115℃ ±5℃ 干燥 2～3h 的无水磷酸氢二钠 3.55g 与磷酸二氢钾 3.40g,加水使溶解并稀释至 1000mL。

4. 硼砂标准缓冲液

精密称取硼砂 3.81g(注意避免风化),加水使溶解并稀释至 1000mL,置聚乙烯塑料瓶中,密塞,避免空气中二氧化碳进入。

5. 氢氧化钙标准缓冲液

于25℃，用无二氧化碳的水制备氢氧化钙的饱和溶液，取上清液使用。存放时应防止空气中二氧化碳进入。一旦出现浑浊，应弃去重配。

上述标准缓冲液必须用pH值基准试剂配制。不同温度时标准缓冲液的pH值如下表3-2。

表3-2 标准缓冲液的配制

温度(℃)	草酸盐	苯二甲酸盐	磷酸盐	硼砂	氢氧化钙
0	1.67	4.01	6.98	9.64	13.43
5	1.67	4.00	6.95	9.40	13.21
10	1.67	4.00	6.92	9.33	13.00
15	1.67	4.00	6.90	9.28	12.81
20	1.68	4.00	6.88	9.23	12.63
25	1.68	4.00	6.86	9.18	12.45
30	1.68	4.01	6.85	9.14	12.29
35	1.69	4.02	6.84	9.10	12.13
40	1.69	4.04	6.84	9.07	11.98
45	1.70	4.05	6.83	9.04	11.84
50	1.71	4.06	6.83	9.01	11.71
55	1.72	4.08	6.83	8.99	11.57
60	1.72	4.09	6.84	11.45	11.45

二、注意事项

测定pH值时，应严格按仪器的使用说明书操作，并注意下列事项。

1. 测定前，按各品种项下的规定，选择两种pH值约相差3个单位的标准缓冲液，使供试液的pH值处于二者之间。

2. 取与供试液pH值较接近的第一种标准缓冲液对仪器进行校正(定位)，使仪器示值与表列数值一致。

3. 仪器定位时，再用第二种标准缓冲液核对仪器示值，误差应不大于±0.02pH值单位。若大于此偏差，则应小心调节斜率，使示值与第二种标准缓冲液的表列数值相符。重复上述定位与斜率调节操作，至仪器示值与标准缓冲液的规定数值相差不大于0.02pH单位。否则，须检查仪器或更换电极后，再行校正至符合要求。

4. 每次更换标准缓冲液或供试液前，应用纯化水充分洗涤电极，然后将水吸尽，也可用所换的标准缓冲液或供试液洗涤。

5. 在测定高 pH 值的供试品和标准缓冲液时，应注意碱误差的问题，必要时选用适用的玻璃电极测定。

6. 对弱缓冲液（如水）的 pH 值测定，先用邻苯二甲酸氢钾标准缓冲液校正仪器后测定供试液，并重取供试液再测，直至 pH 值的读数在 1min 内改变不超过±0.05 为止；然后再用硼砂标准缓冲液校正仪器，再如上法测定；二次 pH 值的读数相差应不超过 0.1，取二次读数的平均值为其 pH 值。

7. 配制标准缓冲液与溶解供试品的水，应是新沸过的冷的纯化水，其 pH 值应为 5.5～7.0。

8. 标准缓冲液一般可保存 2～3 个月，但发现有浑浊、发霉或沉淀等现象时，不能继续使用。

附录Ⅲ　分析测定方法

一　荧光分析法(药典附录ⅣE)

某些物质受紫外光或可见光照射激发后能发射出比激发光波长较长的荧光。物质的激发光谱和荧光发射光谱，可以用作该物质的定性分析。当激发光强度、波长、所用溶剂及温度等条件固定时，物质在一定浓度范围内，其发射光强度与溶液中该物质成正比关系，可以用做定量分析。荧光分析法的灵敏度一般较紫外-可见分光光度法为高，但浓度太高的溶液会有“自熄灭”作用，以及由于在液面附近溶液会吸收激发光，使发射光强度下降，导致发射光强度与浓度不成正比，故荧光分析法应在低浓度溶液中进行。

一、测定法

所用的仪器为荧光计或荧光分光光度计，按各品种项下的规定，选定激发光波长和发射光波长，并制备对照品溶液和供试品溶液。

通常荧光分析法都是在一定条件下，用对照品溶液测定荧光强度与浓度的线性关系。当线性关系良好时，可在每次测定前，用一定浓度的对照品溶液校正仪器的灵敏度；然后在相同的条件下，分别读取对照品溶液及其试剂空白的荧光强度与供试品溶液及其试剂空白的荧光强度，用下式计算供试品浓度：

$$C_x=\frac{R_x-R_{xb}}{R_r-R_{rb}}\times C_r$$

式中，C_x 为供试品溶液的浓度；

C_r 为对照品溶液的浓度；

R_x 为供试品溶液的荧光强度；

R_{xb} 为供试品溶液试剂空白的荧光强度；

R_r 为对照品溶液的荧光强度；

R_{rb} 为对照品溶液试剂空白的荧光强度。

因荧光分析法中的浓度与荧光强度的线性较窄，故$(R_x-R_{xb})/(R_r-R_{rb})$应为 0.5～2；如有超过，应在调节溶液浓度后再测，偏离线性时应改用工作曲线法。

对易被光分解或弛豫时间较长的品种，为使仪器灵敏度定标准确，避免因激发光多次照射而影响荧光强度，可选择一种激发光和发射光波长与之近似而对光稳定的物质配成适当浓度的溶液，作为基准溶液。例如蓝色荧光可用硫酸奎宁的稀硫酸溶液，黄绿色荧光可用荧光素钠水溶液，红色荧光可用罗丹明B水溶液等。在测定供试品溶液时用基准溶液代替对照品溶液校正仪器的灵敏度。

二、注意事项

荧光分析法因灵敏度高，故干扰因素也多。

1. 溶剂不纯会带入较大误差，应先作空白检查，必要时，应用玻璃磨口蒸馏器蒸馏后再用。

2. 溶液中的悬浮物对光有散射作用，必要时，应用垂熔玻璃滤器滤过或用离心法除去。

3. 所用的玻璃仪器与测定池等也必须保持高度洁净。

4. 温度对荧光强度有较大的影响，测定时应控制温度一致。

5. 溶液中的氧有降低荧光作用，必要时可在测定前通入惰性气体除氧。

6. 测定时需注意溶液的pH值和试剂的纯度等对荧光强度的影响。

二　重金属检查法(药典附录Ⅷ H)

第四法

1. 仪器装置

滤器由具有螺纹丝扣并能密封的上下二部，以及垫圈、滤膜和尼龙垫网所组成。如图3-4。

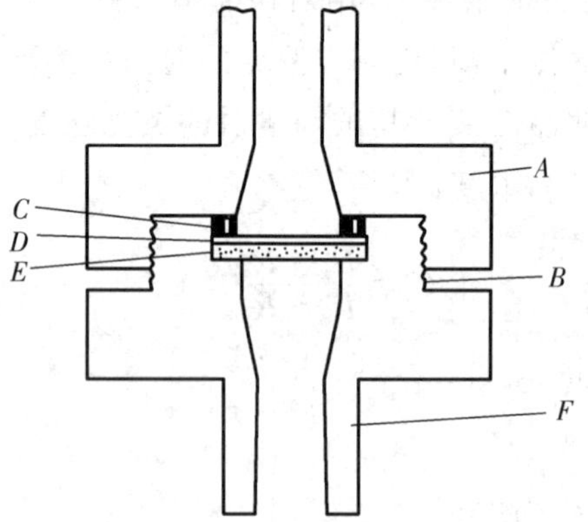

图3-4　微孔滤器

A为滤器上盖部分，入口处应能与50mL注射器紧密连接；B为连接头；C为垫圈(外径10mm，内径6mm)；D为滤膜，直径10mm，孔径3.0μm，用前经在水中浸泡24h以上；E为尼龙垫网(孔径不限)，直径10mm；F为滤器下部，出口处套上一合适橡皮管。

标准铅斑的制备　精密量取标准铅溶液一定量，置小烧杯中，用水或各品种项下规定的溶剂稀释成10mL，加入醋酸盐缓冲液(pH=3.5)2mL与硫代乙酰胺试液1.0mL，摇匀，放置 10min，用 50mL 注射器转移至上述滤器中进行压滤（滤速约为 1mL/min），滤毕，取下滤膜，放在滤纸上干燥，即得。

2. 检查法

取按各品种项下规定方法制成的供试溶液 10mL，照标准铅斑的制备，自"加入醋酸盐缓冲液（pH＝3.5）2mL"起，依法操作，将生成的斑点与标准铅斑比较，不得更深。

若供试溶液有颜色或浑浊，应用滤膜进行预滤，如滤膜上有污染，应换滤膜再滤，直至滤膜不再染色；然后取滤液 10mL，照标准铅斑的制备，自"加入醋酸盐缓冲液（pH＝3.5）2mL"起，依法操作，并照上述检查方法中所述比较，即得。

三 干燥失重测定法（药典附录ⅧL）

干燥是指除去附在固体、或混杂在液体或气体中的少量水分，也包括了除去少量溶剂。干燥的类型可分为物理方法和化学方法两种。如分馏、分子筛脱水等属于物理方法。而化学方法则是使用干燥剂，使其与水作用形成水合物或和水起化学反应，从而除去试剂样品中的水分。实验室中较常用的是化学方法。

取供试品，混合均匀（如为较大的结晶，应先迅速捣碎使成 2mm 以下的小粒），取约 1g 或各品种项下规定的重量，置于供试品相同条件下干燥至恒重的扁形称量瓶中，精密称定，除另有规定外，在 105℃ 干燥至恒重。由减失的重量和取样量计算供试品的干燥失重。

供试品干燥时，应平铺在扁形称量瓶中，厚度不可超过 5mm，如为疏松物质，厚度不可超过 10mm。放入烘箱或干燥器进行干燥时，应将瓶盖取下，置称量瓶旁，或将瓶盖半开进行干燥；取出时，须将称量瓶盖好。置烘箱内干燥的供试品，应在干燥后取出置干燥器中放冷，然后称定重量。

供试品如未达规定的干燥温度即融化时，应先将供试品于较低的温度下干燥至大部分水分除去后，再按规定条件干燥。

当用减压干燥器或恒温减压干燥器时，除另有规定外，压力应在 2.67kPa（20mmHg）以下；干燥器中常用的干燥剂为无水氯化钙、硅胶或五氧化二磷；恒温减压干燥器中常用的干燥剂为五氧化二磷，除另有规定外，温度为 60℃，干燥剂应保持在有效状态。

1. 五氧化二磷真空干燥方法和操作步骤

真空干燥时应该使用真空干燥器，真空恒温干燥器干燥效率较高，使用时真空度不宜过高，以防止干燥器炸裂。一般用水泵抽气，抽气时应有防止倒吸的安全装置。取样放气时不宜太快，以防止空气流入太快将样品冲散。真空恒温干燥器也称干燥枪，其干燥效率较高，适用于除去结晶水或结晶醇。但这种方法只能适用于小量样品的干燥，如果干燥化合物数量多，可采用真空恒温干燥箱。使用干燥枪时，先将装有样品的小瓷舟放入夹层内，连接盛有干燥剂（一般常用五氧化二磷）的曲颈瓶，然后用水泵减压，抽到一定真空度时，将活塞关闭，停止抽气。根据被干燥化合物的物质，选用适当的溶剂进行加热（溶剂的沸点切勿超过样品的熔点），溶剂蒸气充满夹层外面，而使夹层内样品在减压和恒定的温度下进行干燥。整个过程中，每隔一定时间应再抽一次气，以保持一定的真空度。

2. 液态有机化合物的干燥

(1)干燥剂的选择

干燥剂的种类很多，最常用的干燥剂是无水盐类，另外还有活泼金属，如金属钠等，使用时应注意选择。首先必须保证干燥剂不与被干燥的有机化合物发生化学反应，也不溶于有机化合物之中。其次还要考虑到干燥剂的干燥效能和吸水容量。所谓干燥效能是指达到平衡时物质被干燥的程度，干燥效能和干燥剂的水蒸气压有关，蒸气压越小的，干燥效能越好。吸水容量是指单位质量干燥剂吸水量的多少。例如，1g Na_2SO_4 最多能吸收 1.27g 水，其吸水容量为 1.27，而 $CaCl_2$ 的吸水容量是 0.97，比 Na_2SO_4 小，但其干燥效能却比 Na_2SO_4 强得多。因此选择干燥剂时应同时考虑干燥效能和吸水容量两个因素。

表 3-3 各类液态有机物的常用干燥剂

液态有机物	适用的干燥剂
醚类、烷烃、芳烃	$CaCl_2$、P_2O_5
醇类	K_2CO_3、$MgSO_4$、Na_2SO_4、CaO
醛类	$MgSO_4$、Na_2SO_4
酸类	$MgSO_4$、Na_2SO_4、K_2CO_3
酯类	$MgSO_4$、Na_2SO_4
卤代烃	$MgSO_4$、Na_2SO_4、K_2CO_3
有机碱类(胺类)	NaOH、KOH

(2)干燥操作

液态有机物的干燥操作一般在干燥的三角烧瓶中进行。按照条件选定适量的干燥剂(一般每毫升液体约需 0.5～1g 干燥剂)投入液体中，塞紧(用金属钠干燥时例外，此时塞中应插入一根无水氯化钙管，使氢气放空而水汽不致进入)，振荡片刻，静置，使所有的水分全被吸去。然后过滤，进行蒸馏精制。为了达到较好的干燥效果，使用干燥剂前应尽量将有机物中的水层分离干净，必要时先使用吸水容量大的干燥剂，过滤后再用干燥效能强的干燥剂。若出现干燥剂附着器壁或相互黏结时，则说明干燥剂用量不够，应再添加干燥剂。干燥后的液体应该是澄清的，而干燥前的液体多呈浑浊状，由浑浊变为澄清可作为判断干燥的简单标志。

2. 固体化合物的干燥

可采用蒸发和吸附的方法来干燥，蒸发可采用自然晾干、加热干燥和减压干燥。吸附的方法是使用装有各种类型干燥剂的干燥器进行干燥。

(1)自然干燥　这是最经济、方便的方法。应注意被干燥的固体应该是稳定、不分解、不吸潮。干燥时要把被干燥固体放在表面皿或其他敞口容器中，薄薄摊开，让其在空气中慢慢晾干。

(2)加热干燥　为了加快干燥，对于熔点较高遇热不分解的固体，可使用烘箱或红外灯烘干。加热温度应低于固体有机物的熔点或分解点，随时加以翻动，不能有结块现象。

(3)干燥器干燥　对于易分解或升华的固体，不能用上述方法干燥，应放在干燥器内干燥，干燥器常见有普通干燥器、真空干燥器(图 3-5)、真空恒温干燥器(图 3-6)。

普通干燥器通常用变色硅胶或无水氯化钙作干燥剂，干燥样品所费时间较长，干燥效率不高，一般适用于保存易吸潮药品。干燥器是磨口的，并涂有一层很薄的凡士林以防止水汽进入，开启或关闭干燥器时，应用左手朝里(或朝外)按住干燥器下部，用右手握盖上的圆顶反方向平推器盖。搬动干燥器，不应只捧着下部，而应同时用拇指按住盖子，以防盖子滑落。

真空干燥器干燥效率较高，使用时真空度不宜过高，以防止干燥器炸裂。一般用水泵抽气，抽气时应有防止倒吸的安全装置。取样放气时不宜太快，以防止空气流入太快将样品冲散。

真空恒温干燥器也称干燥枪，其干燥效率较高，适用于除去结晶水或结晶醇。但这种方法只能适用于小量样品的干燥，如果干燥化合物数量多，可采用真空恒温干燥箱。使用干燥枪时，先将装有样品的小瓷舟放入夹层内，连接盛有干燥剂(一般常用五氧化二磷)的曲颈瓶，然后用水泵减压，抽到一定真空度时，将活塞关闭，停止抽气。根据被干燥化合物的物质，选用适当的溶剂进行加热(溶剂的沸点切勿超过样品的熔点)，溶剂蒸气充满夹层外面，而使夹层内样品在减压和恒定的温度下进行干燥。整个过程中，每隔一定时间应再抽一次气，以保持一定的真空度。

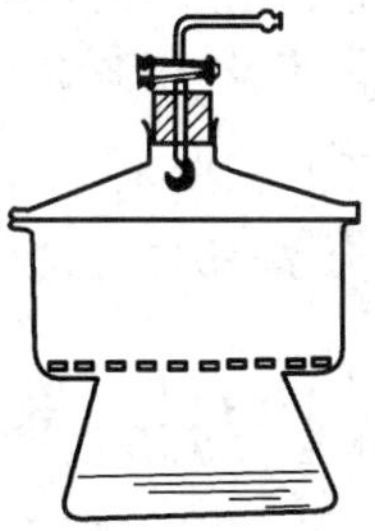

图 3-5　真空干燥器

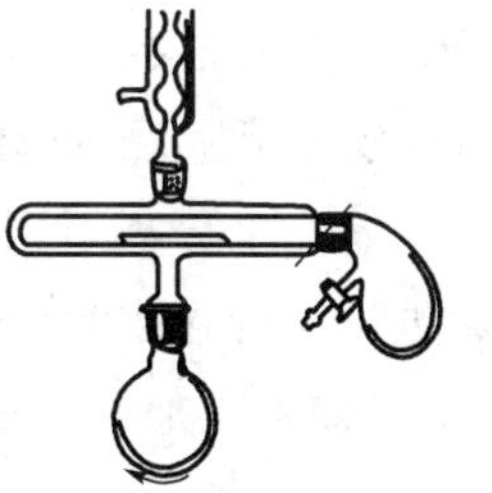

图 3-6　真空恒温干燥器

3. 分子筛

分子筛是含水硅铝酸盐的晶体，高温活化失去水后，晶体内部就形成了许多孔径大小均一的微孔，具有很强的吸附能力，能把有效直径小于其孔径的分子吸进孔内，而不能吸附大于其孔径的分子，从而能起筛分子的作用，分子筛无毒，无腐蚀性，不溶于水及有机溶剂，能在 pH 为 4～13 的范围内使用。

分子筛的用途很广，它既是一种新型的高效能选择性微孔型吸附剂，也是一类性能优异的催化剂和催化剂载体。作为干燥剂，分子筛具有很强的干燥效能，能用于许多气体、液体的干燥。由于分子筛对于不饱和分子、极性分子和易极化分子具有更强的吸附作用，因此分子筛不能用来干燥不饱和化合物。分子筛的吸水容量较小。若被干燥物质含有的水分过多,应先用其他干燥剂进行去水,然后再用分子筛干燥。分子筛的类型多达几十种,但目前能大规模生产并获得广泛应用的是 A 型、X 型和 Y 型三大类。其中,4A 型分子筛是一种硅铝酸钠,其微孔的表现直径约为 420pm,能吸附直径在 400pm 以下的分子。5A 型分子筛是硅铝酸钙钠,其微孔表现直径为 500pm,能吸附 500pm 以下的分子,水分子的直径约为 300pm,分子筛使用前都必须经过高温脱水活化,才能有效地发挥作用。活化温度不能高于 600℃,一般控制在 550℃±10℃加热两小时,活化后待温度降到 200℃左右应立即取出存放在干燥器内备用,用过的或吸附饱和后的分子筛,经过重新活化,可反复使用。

四　水分测定法(药典附录Ⅷ M)

第二法(甲苯法)

1. 仪器装置

如图 3－7,A 为 500mL 的短颈圆底烧瓶;B 为水分测定管;C 为直形冷凝管,外管长 40cm,使用前,全部仪器应清洁,并置烘箱中烘干。

2. 测定法

取供试品适量(约相当于含水量 1～4mL),精密称定,置 A 瓶中,加甲苯约 200mL,必要时加入干燥、洁净的无釉小瓷片或玻璃珠数粒,将仪器各部分连接,自冷凝管顶端加入甲苯至充满 B 管的狭细部分。将 A 瓶置电热套中或用其他适宜方法缓缓加热,待甲苯开始沸腾时,调节温度,使每秒钟馏出 2 滴。待水分完全馏出,即测定管刻度部分的水量不再增加时,将冷凝管内部先用甲苯冲洗,再用饱蘸甲苯的长刷或其他适宜方法,将管壁上附着的甲苯推下,继续蒸馏 5min,放冷至室温,拆卸装置,如水黏附在 B 管的管壁上,可用蘸甲苯的铜丝推下,放置使水分与甲苯完全分离(可加亚甲蓝粉末少量,使水染成蓝色,以便分离观察)。检读水量,并计算成供试品的含水量(%)。

【附注】 甲苯蒸馏须先加水少量充分振摇后放置,将水层分离弃去,经蒸馏后使用。

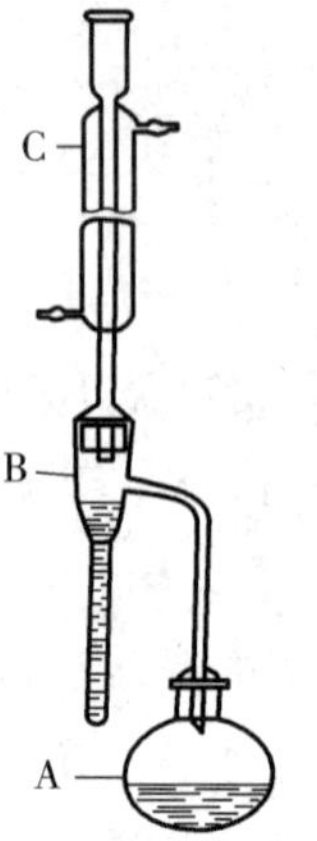

图 3－7　甲苯蒸馏装置

五　炽灼残渣检查法(药典附录Ⅷ N)

取供试品 1.0～2.0g 或各品种项下规定的重量，置已炽灼至恒重的坩埚(如供试品分子中含有碱金属或氟元素，则应使用铂坩埚)中，精密称定，缓缓炽灼至完全炭化，放冷；除另有规定外，加硫酸 0.5～1mL 使湿润，低温加热至硫酸蒸气除尽后，在 700℃～800℃炽灼使完全灰化，移置干燥器内，放冷，精密称定后，再在 700℃～800℃炽灼至恒重，即得。

如需将残渣留作重金属检查，则炽灼温度必须控制在 500℃～600℃。

参考文献

1. 中华人民共和国卫生部药典委员会编.《中华人民共和国药典》(2005年版). 北京:化学工业出版社,2005.
2. 刘文英. 药物分析实验与指导. 北京:中国医药科技出版社,1993.
3. 苏薇薇. 药物分析实验. 北京:中国医药科技出版社,1998.
4. 杭太俊. 药物分析实验与指导. 北京:中国医药科技出版社,2003.
5. 张君仁,臧恒昌. 体内药物分析. 北京:化学工业出版社,2002.
6. 姚彤炜. 药物分析实验与药物分析习题集. 杭州:浙江大学出版社,2003.
7. 王少云,姜维林. 分析化学与药物分析实验. 济南:山东大学出版社,2003.
8. 慈薇. 药物分析实验. 北京:军事医科出版社,2006.
9. 刘文英. 药物分析(第6版). 北京:人民卫生出版社,2008.
10. 何华. 生物药物分析. 北京:化学工业出版社,2008.
11. 傅强. 药物分析实验方法学. 北京:人民卫生出版社,2008.
12. 徐玫. 药物分析实验. 郑州:郑州大学出版社,2008.
13. 梁生旺. 中药制剂分析. 北京:中国医药科技出版社,2007.
14. 王强. 中药分析实验与指导. 北京:中国医药科技出版社,2003.
15. 袁丹. 中药鉴定学实验. 北京:中国医药科技出版社,2006.
16. 张钦德. 中药制剂分析技术实验指导. 北京:中国医药科技出版社,2006.
17. 李好枝. 体内药物分析. 北京:人民卫生出版社,2008.
18. 赵亚华. 生物化学与分子生物学实验技术教程. 北京:高等教育出版社,2005.
19. 陈毓荃. 生物化学实验方法和技术. 北京:科学出版社,2002.
20. 杨建雄. 生物化学与分子生物学实验技术教程. 北京:科学出版社,2009.
21. 李学礼,周晓霞. 生物化学与分子生物学实验技术教程. 上海:同济大学出版社,2008.
22. 王林嵩. 生物化学实验技术. 北京:科学出版社,2007.
23. 王晓华,朱文渊. 生物化学与分子生物学实验技术. 北京:化学工业出版社,2008.
24. 于自然,黄熙泰,李翠凤. 生物化学习题及实验技术. 北京:化学工业出版社,2008.
25. 黄建华,袁道强,陈世锋. 生物化学实验. 北京:化学工业出版社,2009.
26. 杨建雄. 生物化学与分子生物学实验技术教程. 北京:科学出版社,2009.
27. 周亚球,何广卫,杨敏华,宋世才,朱金仙,诸昌煦. 复方丹参口服液中丹参酮和冰片的含量测定研究．中草药,1992,23(6):292～293.

28. 谢大年,郭兆贵．银杏叶提取物中黄酮类成分的高效液相色谱分析．色谱,1994,12(5):384～385.

29. 丁少纯,范秀玉．三七伤药片中草乌与雪上一枝蒿的薄层层析鉴别及其乌头碱的薄层限量检测．中成药,1990,12(6):43.

30. 李淑盈,郭增军,王利．HPLC 测定三黄片中大黄素、大黄酚及黄芩苷的含量．中成药,2001,23(6):445～448.

31. 姜玉梅,杨歌德,范业鹏,李冀宏,王爱民．乳酸脱氢酶同工酶的提取及活力测定．哈尔滨医科大学学报,1999,33(1):71～72.

32. 赵凯,许鹏举,谷广烨．3,5－二硝基水杨酸比色法测定还原糖含量的研究．食品科学,2008,29(8):534～536.

33. Bradford,MM. A rapid and sensitive for the quantitation of microgram quantities of protein utilizing the principle of protein-dye binding. Analytical Biochemistry 1976,72:248～254.